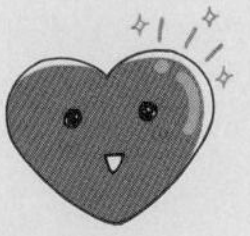

イライラせずに自分らしく生[illegible]箇条

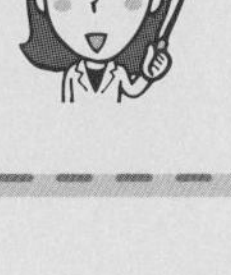

❶自分をいちばんに勇気づける。支援者が[illegible]気づけることが相談者への勇気づけにつながる。

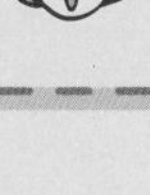

❷自分を勇気づけるとは、自分の弱い部分やネガティブな部分もそのまま受け入れること。

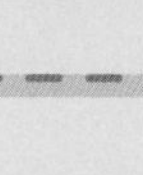

❸どんな自分に対してもOKが出せるようになると、相談者をそのまま受け入れることができるようになり、他者に対するイライラした感情が減る。

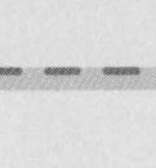

❹支援者だからといって何か特別なことをしようとしなくても、相談者の気持ちに寄り添い、話を聴くことだけでも大きな勇気づけとなる。

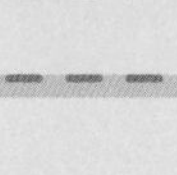

❺ネガティブに思える出来事やピンチに感じられる状況でも、「リフレーミング」でポジティブに視点を変えてみよう。

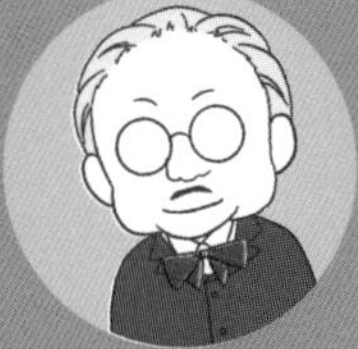

ミレイ先生の

アドラー流 勇気づけ メンタルヘルスサポート

産業保健スタッフの悩みを解決！

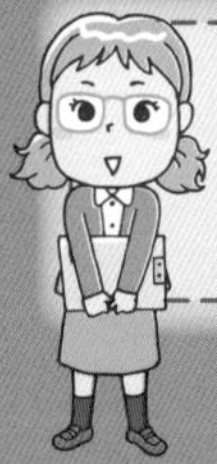

20の事例&イラストで
かかわり方がわかる

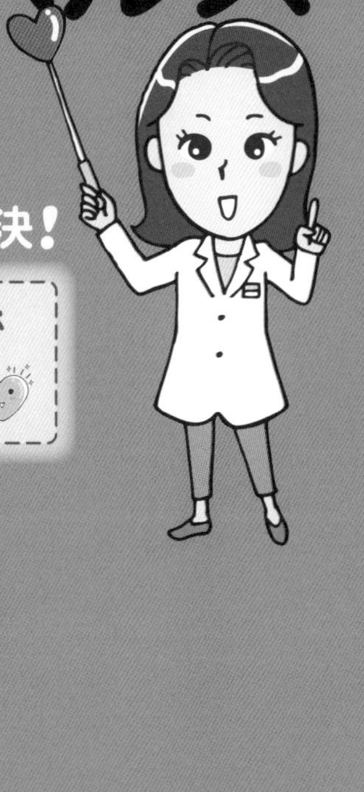

上谷実礼　ヒューマンハピネス株式会社代表
産業医／アドラー心理学講師

MC メディカ出版

♡はじめに

はじめまして、こんにちは。

本書を手に取っていただき、ありがとうございます。

私はふだん産業医として、働く人たちを心身の健康面からサポートするために、企業の人事担当者や健康管理担当者のお手伝いをしています。

現代は、メンタルヘルス不調で休業することが珍しくない時代であると言えます。それでも、いまだに現場からは「メンタルヘルス不調で欠勤を繰り返す社員の対応に困っている」「不調から復職したスタッフを周囲が腫《は》れ物に触るような対応をしていて、周囲のスタッフまで疲弊してしまった」というような声が聞こえてきます。

日頃、メンタルヘルス不調者のために力を尽くしている支援者（産業保健スタッフ、人事労務管理担当者、管理職など）だって人間です。「メンタルヘルス不調で休むなんて、甘えている！」「私だってギリギリのところでがんばっていて、しんどいのだ！」という気持ちになることがあるかもしれませんね。

不調に至るプロセスは人それぞれですが、周囲の環境や対人関係、本人のプライベートの状況などによっては、誰もがメンタルヘルス不調に陥ることはあるのです。むしろ、昨今の閉塞した日本社会の環境に適応できず、メンタルヘルス不調に至る人のほうが、ある意味で人間らしいというか健全なのかもしれないとも思います。

程度の差はあれ、人には本質的に「幸せでありたい」「自分らしく生きたい」という想いがあり、私たちが病むのは「今の生き方では幸せに近づけないよ」「自分らしさから離れてしまっているよ」

という人生からのメッセージなのです。

そういう意味では、**メンタルヘルス不調になるのは「自分らしい生き方へと舵《かじ》を切るためのありがたいチャンス」なのかもしれません。**ですから、メンタルヘルス不調で休職する人はかわいそうな人でも、弱い人でも、甘えている人でもないのです。

私は心理カウンセラーとしても活動しており、日頃の産業医面談にはカウンセリング・セラピー的要素を取り入れています。その活動の中で、私の面談をそばで見ている支援者の皆さまから「心の理解や面談技法、メンタルヘルス不調者への対応事例を**“ミレイ先生の視点”で本にまとめてほしい**」というご要望をいただき、このたび、出版の運びとなりました。

本書では、「なぜ人は心を病むのか？」「メンタルヘルス不調者をサポートする、ということはどういう意味なのか？」「自分らしさとはなんなのか？」などの視点に立ち、心を深く理解するところからスタートし、より深いレベルで支援するための実践的な面談技法について解説しました。汎用《はんよう》性の高い20の対応事例も掲載しました。

病んだ人だけでなく健康な人でも、心について理解することやカウンセリングについて学ぶことは全人格的に成長し、幸せを感じるために役立ちます。

本書の内容を理解し実践することで、実務のスキルが上がるだけでなく、メンタルヘルスサポートの最前線に立つ支援者の心が軽くなり、皆さまが幸せを感じることにつながれば、うれしく思います。

2020年2月

上谷 実礼

Contents

「勇気づけメンタルヘルスサポート」は、
ヒューマンハピネス株式会社の登録商標です。

ミレイ先生の アドラー流 勇気づけ メンタルヘルスサポート

第3章 実践！ 勇気づけメンタルヘルスサポートのスキルとマインド

Column

Keyword

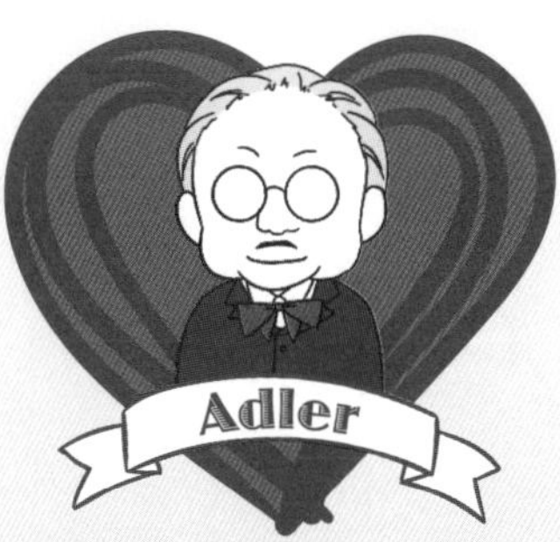

序章

自分とつながり、自分らしく生きよう！

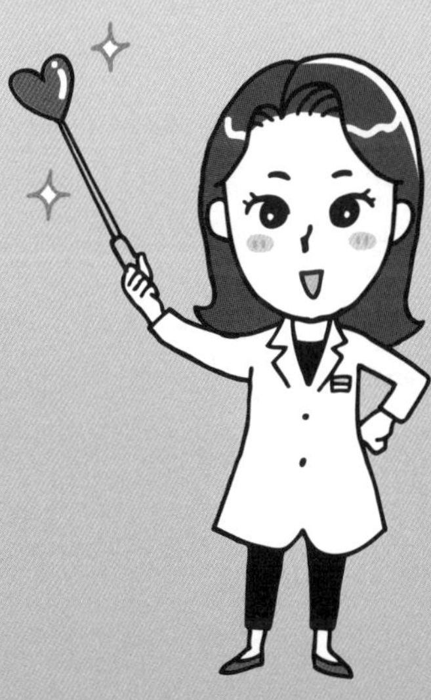

①なぜメンタルヘルス不調者は減らないの？

本書は、メンタルヘルス不調者への対応にかかわる次のような支援者に向けて書きました。

- 産業保健にかかわる産業看護師、産業保健師、産業医など
- 人事労務担当部署の管理職、企業の衛生管理者、産業カウンセラーの資格者、健康診断関連業務担当者など
- 事業所の規模が大きくなく人事・労務・総務などをひっくるめて対応しなければならない担当者

私が産業医としてのキャリアをスタートさせた16年前と比較すると、メンタルヘルス不調で休業することは珍しいことではなくなりました。

働く人たちの心の健康を守るため、これまでに厚生労働省からさまざまな指針が示され、とくに2015年末から始まったストレスチェック制度により、企業に従業員の心の健康を守るための法的義務がはじめて課されたことは、世間でも大きな注目を集めました。

企業では、さまざまな取り組みが行われており、私傷病による休業から復職する際のサポートマニュアルやしくみをつくったり、メンタルヘルス関連の社内研修を実施したりしています。

支援者向けのメンタルヘルスサポート関連の研修や専門書籍などで専門知識を学んだり、産業カウンセラー・キャリアコンサルタントなどの資格を取得したりする支援者も増えてきました。

しかし、「心の健康を守る」ための国や企業の取り組みが進んでいるにもかかわらず、メンタルヘルス不調から休業に至る人は減っ

ていません。

私が行っている支援担当者向けの研修でも「メンタルヘルス不調者への対応で困ることがある」「さまざまな取り組みをしているのに、なかなか効果が感じられない」「医学が日々進歩し、精神科領域の新しい薬も次々に開発・処方されているのに、なぜ心を病む人は減らないの？」などの相談が多く寄せられています。

②メンタルヘルス不調者に対応している支援者だってしんどいのだ！

ところで支援者の皆さんは、メンタルヘルス不調者のサポート業務に対してこんな思いを抱くことはありませんか？

- 社内にほかにやる人がいないので、仕方なくメンタルヘルス不調者の対応窓口を担っているけれど、カウンセリングや心理学を専門に勉強したわけでもないし、元気がない人の話を聴くのは、はっきり言って荷が重いと感じている。
- 職場全体の人員不足や産休・育休取得者の増加などによる人員配置の難しさ、計画の立てにくさなどの悩みを現場の管理職から聞くことが増えたが、環境的な要因が大きいので管理職ひとりの努力でどうにかなるものではなく、支援者としてどのように対応したらいいのかわからない。
- 今まではメンタルヘルス不調から離職（退職）に至るケースが多くみられたけれど、それで解決したことにしてしまう現状に疑問を感じている。
- 支援者として力を尽くしているつもりなのに、不調者は減らず、無力感を感じることがある。

また、メンタルヘルス不調者に対しては、こんな「もやもや」「イライラ」した感情を抱くことがあるかもしれません。

- 一部のメンタルヘルス不調者に対しては、ただの甘えに感じられて、積極的にサポートしたくないと思ってしまう。
- 診断書をすぐに出してあっさり休むなんて、本音ではちょっと理解できない。
- 上司とのトラブルで部署を異動させたのに、異動先の対人関係にも文句を言うなんて、メンタルヘルス不調者だからといって自分勝手すぎてイライラする。
- 支援担当者として、メンタルヘルス不調者にやさしく接したら、個人のSNSにも連絡が来て精神的な負担を感じている。ビジネスライクな対応をしたら「最近、○○さん、冷たくなりました」と責められるし、立場上、逃げられない位置にいるのでつらく、私自身がメンタルヘルス不調になりそうだ。

支援者だって人間です。「私だってしんどいのだ！」とイライラした気持ちになることも当然ありますよね。

③私たちはなぜ心を病むのか？

本書のベースのひとつとなっているアドラー心理学（p.23参照）では、この問いに対して「人間の悩みは、すべて対人関係の悩みであり、私たちが人生で悩むのは勇気を失っているからだ」という明確な答えをもっています。「対人関係」という言葉には他者との関係だけでなく、自分自身との関係も含まれ、他者や自分とうまくつき合っていくためには「勇気」が必要だというのです。

また、アドラー心理学には「共同体感覚（p.34参照）」という概念があり、アドラー心理学の創始者であるアルフレッド・アドラーは、**「人生の課題に向き合っていくためには“共同体感覚”をはぐくむことが必要だ」と言っています。**

共同体感覚の定義は、「仲間は自分を助けてくれる、自分は仲間の役に立つことができる。自分には居場所があり、仲間の一員だと思える感覚」などと説明され、これまでは「他者との間に感じる感覚」だと考えられてきました。

私も「他者とつながり合って生きている感覚」というニュアンスを込めて、前著では共同体感覚を「つながり感覚」とよんできました。

しかし現実的には、「他者とのつながり」だけに注目すると、容易に自己犠牲をするようになるので、共同体感覚をもって他者とつながりを感じながら生きていくのは容易ではありません。メンタルヘルス不調者には「自分のことよりもまずは他の人のことを考えなさい」というメッセージとして伝わってしまうおそれもあります。

本書ではほかの文献なども参考にしながら**「『共同体感覚』とは、自分とも他者ともつながり、自分も他者も大切にできるようになるための『勇気』のことである」と説明しました**（p.35 参照）。

時代が移り変わり、**これまで当たり前とされていた社会の常識や価値観が崩れていく中で大切なこと、それは「自分とつながり、自分らしく生きる」ことです。**そのために、**「勇気」そして「共同体感覚」は私たちすべてに必要なのです。**

そして、「自分とつながり、自分らしく生きる」ためには、「シンプルな好き嫌いの感情、今ここで自分や他者が感じていること、感情や気持ちだけでなく身体感覚も含めて、良い悪いとジャッジせずにそのまま受け入れていく」ことが大切だと私は考えます。

自分とつながることのできる人が「他者と真につながることのできる人」、自分を理解して共感できる人が「他者を理解し、共感できる人」なのです。

④本書の特徴

本書は、アドラー心理学などの専門知識やメンタルヘルスサポートに対して、「難しそう」と苦手意識をもったり、読んでいる途中に挫折してしまわないように、工夫を凝らして執筆しました。

第１章と第２章では、「心を病む背景」「心のしくみ」「メンタルヘルス不調者との向き合い方」などについて、支援者の登場人物を通して、会話文で疑問や悩みを紹介しながら、物語形式で解説しました。第３章では、実践的な面談時のやり取りなどを例に挙げながら、勇気づけメンタルヘルスサポートのスキルやマインドについて解説しました。第４章では、楽しいイラストで汎用性の高い 20 の対応事例を紹介しながら、具体的な勇気づけメンタルヘルスサポートの対応やポイントについて解説しました。第５章では、広義のカウンセリングについて紹介しました。

強調したい内容は**太字**に、実践的な対応方法や特に大切なところは**太字＆下線**にしました。

本書の内容を理解して実践することで、支援者としての「イライラ感」「無力感」と「うまく問題を解決しなければ」などという気負いがなくなり、必要なサポートを心穏やかに迷いなく行えるようになります。支援者自身が自分らしく他者と協力して幸せに生きるためにも、これから勇気づけメンタルヘルスサポートをいっしょに学んでいきましょう！

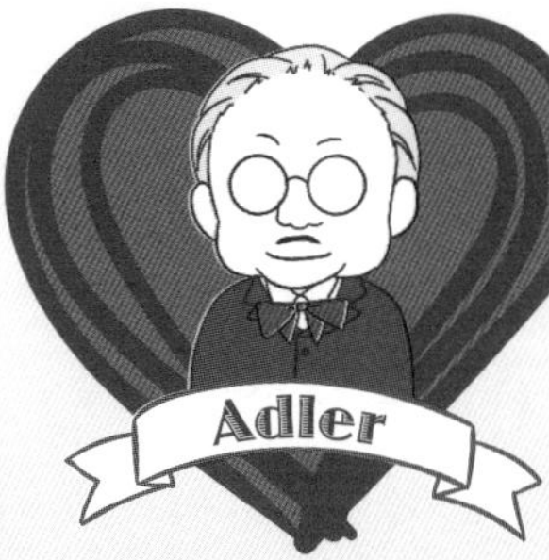

第1章

心をサポートすること

第１章では、登場人物をまじえて、勇気づけメンタルヘルスサポートを学ぶうえで基本となる「心を病む背景」や、勇気、勇気づけ、共同体感覚、自己受容などについて説明します。

登場人物

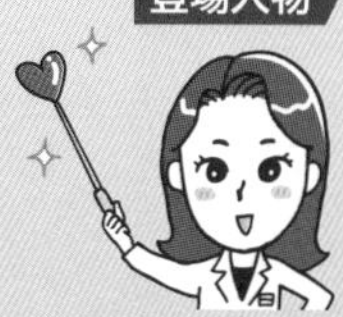

ミレイ先生
産業医で本書の著者。働く人の心身の健康サポートをするほか、「働く人に心の学びを」をテーマに心理学やコミュニケーションについての研修や勉強会、個人セッションなどを行っている。

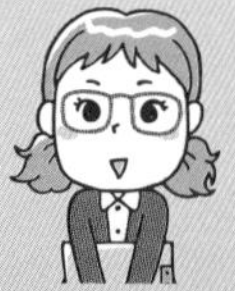

天野《あまの》すなお
医療機関で働く５年目の保健師で、健康相談や高ストレス判定者の面談などを行っている。本書の登場人物は全員、すなおさんの知り合いで、「ミレイ先生からメンタルヘルスケアをいっしょに学ぼう」とみんなを誘って勉強会に連れてきた。

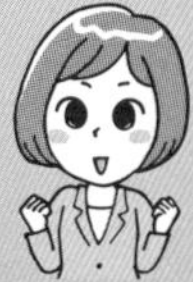

花咲《はなさき》ゆい
中小規模食品メーカーの総務部所属の人事担当者。入社８年目で、親切で面倒見のよい性格。メンタルヘルス不調者が甘えているように思えて、イライラすることがある。

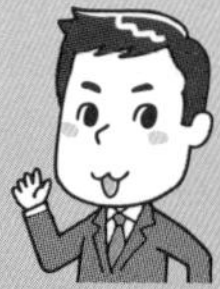

和泉《いずみ》まさと
中規模化学メーカーの営業部所属の中間管理職。入社 17 年目で、明るくおおらかな性格。自部署のスタッフにメンタルヘルス不調者が多いことを心配している。

第１章のポイント

①私たちが人生で向き合うのは、すべて対人関係にかかわる課題である。

②「所属感」とは、ここは自分の居場所で周りの人は仲間だなと感じられること。「貢献感」とは、今の自分にできることで仲間の役に立っていると感じられること。「勇気づけ」とは、自分や他者が所属感と貢献感がもてるようにかかわること。

③「勇気」とは、ありのままの自分で、他者との対人関係に向き合っていくためのエネルギーのこと。

④「勇気がくじかれる」と、自分や他者とうまくつき合えない。

⑤「共同体感覚」とは、自分とも他者ともつながり、自分も他者も大切にできるようになるための「勇気」のことである。

⑥「自分を勇気づける」とは、自分の弱い部分やネガティブな部分もそのまま受け入れていくこと。

⑦他者と自分との関係から心の状態を分けると、「自己受容」「自己肯定」「自己否定」「自己犠牲」の４パターンになる。

1 心がしんどいってどういう状態？

本書ではアドラー心理学をベースに、その他の心理学や心理療法のエッセンスなども取り入れて人間の心のメカニズムをひもといていきます。

さて、支援者の皆さんは日々、メンタルヘルス不調者のサポートに力を尽くしていることと思います。けれども、なぜ私たちが「心がしんどいと感じるのか、心を病んでメンタルヘルス不調（心の不調）に至るのか」については、わからない人も多いのではないでしょうか。

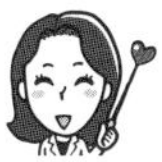
ゆいさん、まさとさん、すなおさん、私たちはどうして心がしんどいと感じるのか、考えたことがありますか？

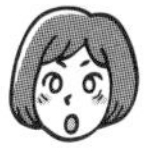
遺伝の影響やホルモンの影響で、心の不調になるのですよね？

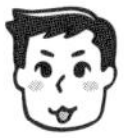
ぼくは営業部なので、売り上げの数字など成果が上げられないと心がしんどいと感じるけど、みんなも同じなのかな？

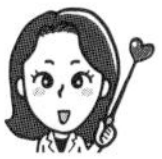
もちろん遺伝やホルモンも無関係ではないけれど、本書では「心」に注目して説明していきますね。

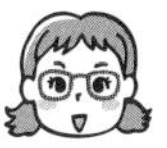
心の不調者のサポートや自分自身のために、私たちがなぜ心を病むのかということをあらためて知りたいです！

①すべての悩みは対人関係の図式（成り立ち）で考える

本書のベースのひとつとなっているアドラー心理学では「**人間の悩みは、すべて対人関係の悩みである**」と考えます。つまり、私たちが人生で向き合うべき、乗り越えるべき課題は、すべて対人関係によるものということになります。なお、**他者との関係だけでなく、「自分自身との関係」も対人関係に含まれます。**

すべての悩みを対人関係の図式で考えると、私たちが精神的にしんどいと感じ、場合によっては心を病んでしまうのは、次のようなシンプルな背景によります。

- 他者との関係がうまくつくっていけないから。
- 自分自身とうまくつき合えていないから。

②長時間残業による心の不調も、対人関係の問題が背景にある

このような説明をすると、「心を病む原因がすべて対人関係によるものだと言い切ってしまっていいの？」という反論が聞こえてきそうです。

たとえば、長時間残業が心の健康によくないことは疑う余地もありません。ただ、一つひとつの事例を丁寧にみていくと、心の不調に至るほどの長時間残業の状況が長く続く背景には、こんな問題も存在しているのかもしれません。

- 職場に助け合いの空気がない。
- 自分が仕事を抱え込んでしまっていることを上司や同僚に相談したり助けを求めたりすることができない。
- 「自分だけががんばっているのに、ほかの人はわかってくれない」という気持ちがある。
- 「もう限界です」と弱音を吐くことを負けだと考えて、限界を超えるまでがんばってしまっている。
- 家族のサポートが得られない。
- ひどい場合には、セクシャルハラスメント（セクハラ）やパワーハラスメント（パワハラ）のようなハラスメントが存在している。

このように、長時間残業の背景にも、自分や他者との対人関係の問題が存在するケースがほとんどなのです。つまり、職場の悩みや問題の多くが「対人関係の問題」によるものなのです。

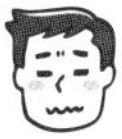

長時間残業に至る対人関係の問題なんて深く考えたこともなかったな。今までは、慢性的な疲労などがきっかけで、心を病んでしまうのかくらいに思っていました。

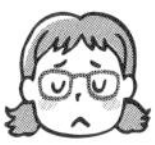

保健師としてメンタルヘルス不調者との面談をよく行いますが、上司との関係が悪くて、仕事で困っていることが相談できずに仕事を抱え込んだ結果、長時間残業になってしまったケースも珍しくありませんね。たしかに、長時間残業の背景には対人関係の問題が隠れていそうです。

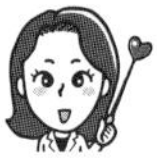

同じくらいの仕事量でも、上手に上司や周囲の力を借りて効率よく仕事を進めていける人もいるでしょう。仲間といっしょにがんばっていると感じたときに、仕事への意欲が増したということは誰しも経験したことがあるのではないでしょうか。

③すべての問題は勇気を失っていることが原因

アドラー心理学では、「**すべての人間の問題、すべての不適切な行動の根本原因は、勇気を失っていること**」だと考えます。つまり、私たちが対人関係で悩むのも、「勇気を失っているから」「勇気がくじかれているから」だと言えます。

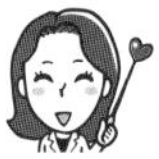

勇気については、これから詳しく説明しますが、勇気という言葉は一般的に、冒険の旅に出るなどのすごいことにチャレンジするイメージをもっている人が多いのではないでしょうか。

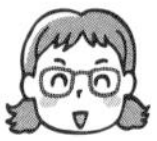

たしかに、冒険 RPG のゲームなどでも、勇気と挑戦することはセットで物語が進行していきますね♪

2 アドラー心理学と勇気づけ

①アドラー心理学について

アドラー心理学の創始者であるアルフレッド・アドラー（1870～1937年）は、オーストリアのウィーン生まれの精神科医で、現代の臨床心理学の基礎をつくった三大巨頭のひとりとしてフロイト、ユングらと並び称されています。

現代アドラー心理学は「個人心理学」ともよばれ、アドラーの後継者たちが体系化したものです。精神的に病んだ人々だけでなく、多くの人が日常生活で抱えるような悩みや対人関係のトラブルを説明する智恵《ちえ》が含まれているのが特徴的です。

アドラーの理論は、自己啓発のベストセラー『人を動かす』のデール・カーネギー、カウンセリングの父カール・ロジャーズ、交流分析の提唱者エリック・バーンなどさまざまな人物に影響を与えています。

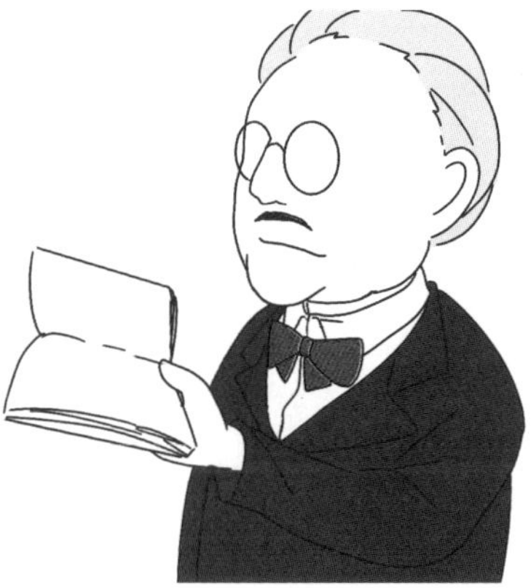

その影響力から、アドラーは「自己啓発の源流」ともよばれる存在なのです。

②私たちはどこを目指して生きている？

アドラー心理学では、「そもそも私たちはどこを目指して生きているのか」というところから考えはじめます。

人間は生物として弱く、ひとりでは生きていけません。太古の昔、私たちのご先祖様は進化の過程で、自然環境や野生生物から身を守り生き延びるために、集団をつくって仲間と協力する方法を選択しました。集団に所属できないことは命の危険に直結しました。

人は「自分には居場所がない」「自分には仲間もいないし、役に立たない」と感じると、自ら命を絶つことがあります。それだけ、**「所属」は私たちにとって大切なことなのです。**

「集団に所属できるかどうか、仲間がいるかどうか」は、現代人にとっても死活問題であるため、**アドラー心理学では、人生の究極目標は「所属（ここは自分の居場所だなと感じられること、周りの人は仲間だなと感じられること）」であると考えます。**

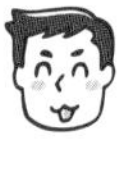
会社でも周りが敵だらけで居場所がないと、活躍も出世もできそうにないので、居心地のよい居場所がすごく大切なのは共感できますね。

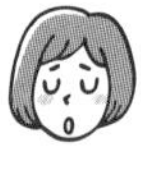
集団で自分の居場所がないと感じると居心地が悪いですし、かなり気持ちが落ち込みますから、それが心の健康にも影響を与えるのは当然ですね。

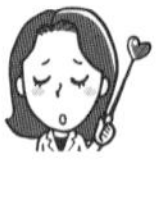
ここは自分の居場所ではない、周りの人は敵だと感じるような場所に長く居続けることは難しいですよね。

③原因ではなく、目的を考える

自然科学や機械のしくみなどを考える際には、**原因論**の考え方が一般的です。たとえば、疾患の説明なら「ウイルスや細菌（原因）に感染して、肺炎になる（結果）」というふうに考えます。

一方、**アドラー心理学では、人間の言動を理解する際には目的論の立場をとることを提唱します**。私たちの言動や感情には原因もありますが、それらは影響を与える要因にすぎず、どのような言動や感情を選択するかは自分で決めていると考えます（**自己決定性**）。

そしてほとんどの場合、**本人は無自覚であるけれど、自分なりの目的をもって言動や感情を選択していると考えるのが目的論です。**

♥私たちの言動には目的がある

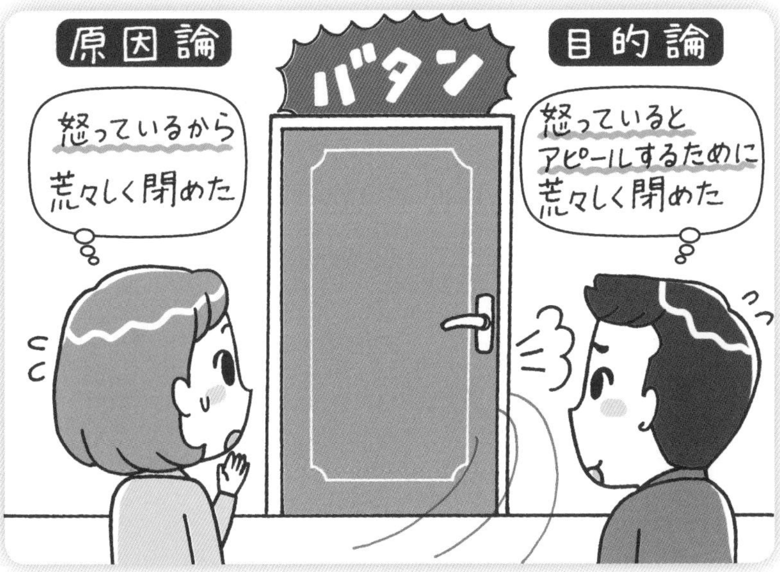

イラストの場合のように、怒りの感情の目的は、「他者を支配・コントロールすること」や「優越的地位を獲得すること」です。

目的論の興味深い点は、私たちの中に自然発生的にわき上がってくると考えられがちな感情すら、目的をもって私たち自身がつくりだすと考えるところです。

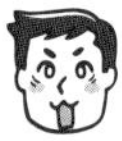
たしかに、鈍感なぼくですら、荒々しくドアを閉めて出ていったら、相手が怒っていることぐらいは理解できます。

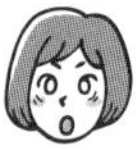
恥ずかしながら、私も周囲に怒りを伝えたいときに、同じようなことをやったことがあります。

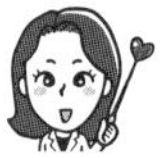
他者を理解するためだけでなく、「自分の感情の目的」を考えてみると自分の言動を理解することにもつながりますよ。

④私たちは所属を目指して言動を選択する

どのようなあり方で居場所をつくっていこうとするかは人によって異なります。**私たちは誰しも子どもの頃に自分なりに「よい子にふるまって大人に好かれよう」などとキャラクターを考えて、自分なりの居場所をつくって生きていこうと無自覚に決めるのです。**

そして、目的に応じて、その「キャラクターに合う言動」を選択していきます。

キャラクターの選び方は勇気の有無にも関係します。勇気があれば、共同体に対して建設的なあり方のキャラクター、勇気に欠けていると非建設的なキャラクターを選択することにつながります。

しかし、すべての人は「所属のため、自分の居場所をつくるため」という究極目標に向かっているため、他者からみると不適切に思える選択であっても、本人にとっては「善」であり、自分を守るために必要なものであることが多いのです。

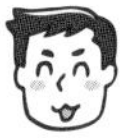
自分なりのあり方で居場所をつくろうとする考えはおもしろいですね！　ぼくはサラッと仕事をこなしているクールなキャラクターでいくのがカッコいいと思います。

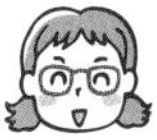
先輩、上司、後輩など、関係性やTPOに合わせてキャラクターを使い分けることって、誰にでもありますよね。

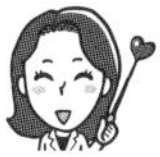
甘えているように感じる相手であっても、所属するためにそういうキャラクター設定で生き延びることが、本人にとってメリットがあったということなのです。

⑤勇気づけとは、所属感と貢献感がもてるようにかかわること

しかし、現実的には、何の努力もせず行動も起こさないで、「ここは自分の居場所だな、周りの人は仲間だな」と思うようになるのは難しいでしょう。

私たちは、「自分にできることで周りの役に立てていると感じる」ことで、所属感や貢献感を感じられるようになります。

所属感や貢献感がもてると、対人関係に向き合っていくためのエネルギーである「勇気」がわいてきます。相手がその勇気を感じられるようにかかわることが「勇気づけ」となります。

- 「所属感」とは、ここは自分の居場所で周りの人は仲間だなと感じられること。
- 「貢献感」とは、今の自分にできることで仲間の役に立っていると感じられること。
- 「勇気」とは対人関係に向き合っていくためのエネルギーで、「勇気づけ」は自分や他者が所属感と貢献感をもてるようにかかわること。

⑥幸せに生きていくためには勇気が必要

悩みの原因の多くが対人関係によるものだということは、裏を返せば、私たちは対人関係の中でしか幸せを感じられないということになり、つまり幸せに生きていくためには勇気が必要なのです。

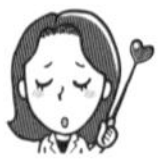

他者とかかわると、相手を傷つけたり、誰かと比較して劣等感を感じたりすることがあるかもしれません。好きになれない人といっしょに仕事をしなければいけない場面もあるでしょう。私たちが、対人関係の中でいくつもの課題に直面し、乗り越え、他者とのつながりの中で幸せを感じていくためには、気力・やる気にも似たエネルギーである「勇気」が必要なのです。

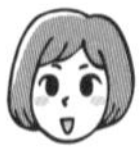

私は、どちらかというと外向的な性格だと思っていますが、ずっと人といっしょにいると疲れることがあります。だいぶエネルギーを使っているということなのでしょうね。

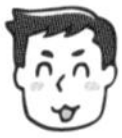

たしかに受験や結婚をするときなどには、すごいエネルギーを使ったなあ。

⑦対人関係に向き合う態度

対人関係に向き合っていこうとするときの態度には２種類あります。

♡表…対人関係に向き合っていこうとするときの態度

競合的態度	協力的態度
●審判や裁判官のように「正しい・間違っている」「良い・悪い」「上下」「優劣」などで相手を裁いて、評価的に勝ち負けや白・黒を決めたがる。 ●「あなたは間違っている」とジャッジされると、「相手が仲間で、今の自分のままで役に立てることがある」とは考えにくくなる。つまり、競合的な態度は勇気くじきにつながる。	●相手を評価的に裁くのではなく、白でも黒でもないグレーを探そうとしたり、相手と今、いっしょにできることはなんだろうと建設的に考えたりする。 ●どんな状況でもいっしょにできることを探していこうとする協力的な態度の相手のことは仲間だと感じられる。つまり、協力的な態度は勇気づけにつながる。

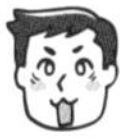

ぼくの昔の上司は、競合的に「アイツはダメだ」と周りを減点評価ばかりしていたので、ジャッジマンとよばれてたな。

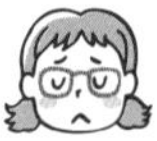

そもそも仕事って、ジャッジして評価することが当たり前になっているような気がします。

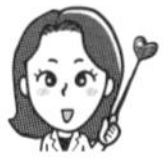

仕事で成果が求められるのは当然ですが、相手の人格までジャッジするのは行きすぎです。ひとりでできる仕事には限界があり、大きな成果を出すにはチーム力も必要です。チームで協力するのに競合的なまま仲良くなるのは難しいので、協力的な態度でかかわったほうがよさそうです。

⑧メンタルヘルス不調者は勇気がくじかれている状態

私たちが心を病むのは、自分とも他者ともうまくつき合えていないからです。とくに、自分自身と仲間になれていないような状況では、他者と良い関係を築いていくのは難しいでしょう。

他者から「正しい・間違っている」「良い・悪い」など競合的にジャッジされると、「そんな相手のことは仲間ではない、自分は役に立っていない」と感じて、勇気がくじかれます。

また、自分自身に対しても、「こういう自分はOKで、ここはNG」などと競合的にジャッジしてしまうと、「自分のことが好きではない、自分は役に立たない」という思考に陥って、自身の勇気をくじいてしまうことになります。

どんな自分であっても、今のありのままの自分をジャッジせずに受け入れ、「まずは、自分に対して協力的になって、今の自分にできることを始めること」、それが協力的に対人関係に向き合っていくためのスタートです。

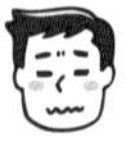

ぼくは今まで、心の不調から復職してきたスタッフに対して、腫れ物にさわるように気を遣ってきました。でも、勇気がくじかれているのだと考えると、もっと別の対応ができるような気がしてきました。

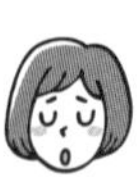

正直に言うと、簡単に診断書を出して休む人に対して、甘えていると感じるときがあります。でも心の不調は勇気がくじかれている状態と考えれば、精神的に弱いなどのレッテルを貼ったり、イライラしたりすることが減るかもしれませんね。

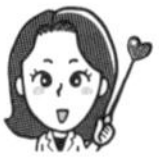

自分だってつらい仕事をがんばっているのに…とイライラした気持ちになることも当然ありますよね。でも、なぜ心を病むのかが理解できると、メンタルヘルス不調者に対して感情的にならずに対応できるようになりますし、支援者である自分自身に対しても寛容になることができますよ。

⑨ありのままの自分を認めるには勇気が必要

「ありのままの自分を認め、自分を受け入れる」

「自分らしく、今の自分のままでいていいと感じられる」

けれども、ありのままの自分を認めてOKを出すのは、そう簡単ではありません。なぜなら、私たちは自分の欠点や短所ばかりに注目して、周りの容姿、収入、学歴などが優れた人と比べることで、自分が劣っていると感じてしまうからです。また、親や周囲の人から、自分の好きなことや大切にしたいことを否定されるときもありますよね。

「今の自分には価値がない、こんな自分ではダメだ」

「自分らしくいることは許されないんだ」

「もっともっとがんばらないとダメだ」

社会の中で、こんな想いに押しつぶされないように、ありのままの自分を認めるためには勇気が必要なのです。

「勇気」とは、対人関係と向き合っていくためのエネルギーだと説明しましたが、このときに自分を偽って、ありのままの自分ではない状態で他者とかかわることは健全ではありませんね。つまり、「勇気」とは次のようにもまとめられます。

- 「勇気」とは、ありのままの自分で、他者との対人関係に向き合っていくためのエネルギーのこと。

♥ありのままの自分を認める

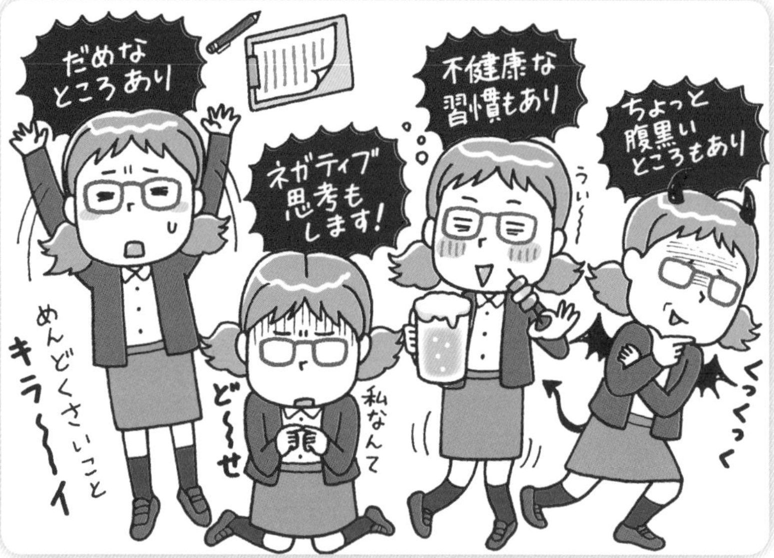

今の自分のままでいていいなんて言われたことはありませんが、もし誰かに言ってもらえたらほっとしますね。

ぼくは、今の自分のままでいいと思ってしまうと、自分を甘やかして自身の成長を妨げるような気がします。

研修などでも、よく同じ質問を受けますが、自分に対して終始行っていた、ダメ出しやジャッジをやめると、不思議なほどにエネルギーがわいてきて、自分らしいあり方で無理のないペースで成長していくことができるようになりますよ。

メンタルヘルス不調者の面談をしていると、足りないところや起こしてしまったミスに注目して自分を責めていたり、ほかの人と比べて「自分はダメだ」と思ったりしている人が多いんです。そんな人たちに「ありのままのあなたを受け入れてください」というのは難しい気がします。

⑩ありのままの自分を受け入れるなんて難しすぎる！

私たちは、「現状の自分がいいと思えていない」から悩むわけで、そんな自分をありのまま受け入れるなんて、到底できるわけないと思うかもしれません。

「もっと違う環境に生まれていたら」「あのとき別の選択をしていたら」などと思うこともあるでしょう。

けれども、目の前の現実はその時どきのあなたが精いっぱいに生きたからこそ紡がれてきた人生なのです。いろいろな背景や事情があるにせよ、あなたは力を尽くしてきたのです。力を出し切れなかったと思えるときがあったとしても、そのときにはそれが現実だったのです。

まずは今まで生き延びてきた自分を「よくがんばってきたね」「いろんなことがあったけれど、なんとか乗り越えてきたからこそ今日があるのだな」「自分なりによくやってきたね」とねぎらってみてください。

自分をねぎらうことが、ありのままの自分を受け入れることの第一歩です。

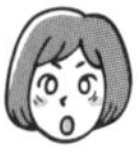

今までの人生をがんばってきたからこそ今日があるんだとみんなが思えるようになれば、自分をダメだと思うことから抜け出せるきっかけになるような気がします。

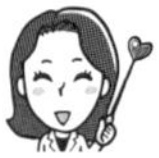

いつも私は「人生に起こることには意味がある」と考えるようにしています。良い悪いで自分や人生を評価するよりも、「何かの意味があって、目の前の現実があるのだな」と受け止めるようにすると、「過去は過去。何はともあれ、今の自分にできることをやっていこう！」と自分に協力的になれますよ。

⑪アドラー心理学が大切にしている「共同体感覚」

アドラー心理学には「共同体感覚」という概念があり、アドラー派のカウンセリングの目標は、共同体感覚の育成とされています。

共同体感覚の定義は、「仲間は自分を助けてくれる、自分は仲間の役に立つことができる。自分には居場所があり、仲間の一員だと思える感覚」などと説明され、「他者との間に生じる感覚」だと考えられてきました。

私も「他者とつながり合って生きている感覚」というニュアンスを込めて、共同体感覚を「つながり感覚」とよんできました。

しかし**現実的には、他者とのつながりだけに注目すると、容易に自己犠牲を払うようになるので、共同体感覚をもって他者とつながりを感じながら生きていくのは簡単ではありません。**

そのため、私自身もアドラー心理学を学んで、必要以上に自己犠牲に陥ったり、人を大切にできていないと感じたりして「私には共同体感覚がない」と落ち込んで自分を責めていた時期がありました。

実際には、共同体感覚という言葉が初めて登場したアドラーの初期の論文「攻撃性衝動について（1908年)」にはこうあります。

「共同体感覚とは、個人が、人々、動物、植物、無生物などのあらゆる対象と関係をもつときの基礎になっているものであり、われわれが自分の生命と結合し、是認し、和解する力のことである」

この一節から共同体感覚のもともとの意味は、「自分以外のさまざまな対象とつながり合って生きるための基礎となるものであると同時に、自分自身とつながり、自分を大切にするためのエネルギー」なのだと私は理解しました。

そして「自分の生命と結合する」「自分とつながる」とは、今ここで自分が感じていること、感情や気持ちだけでなく身体感覚も含めて、良い・悪いとジャッジせずにそのまま受け入れていくという意味だと私は考えます。

アドラーは、人生の課題である対人関係に向き合っていくためには勇気が必要であるとも言っています。

このことから、私は「共同体感覚とは、すなわち勇気と同じような意味」なのではないかとの考えに至りました。

そして、共同体感覚をはぐくむために大切なことは、他者とつながり他者を大切にするよりも、自分を大切にするほうが先だということです。

なぜなら、自分を交換することはできず、自分とは死ぬまでつき合っていかなければならないからです。自分とつながることのできる人が他者と真につながることのできる人、自分を理解し共感できる人が他者を理解し共感できる人なのです。

3 他者とも自分自身ともいい関係をつくっていく

他者との関係をヨコ軸、自分自身との関係をタテ軸に示すと図のようになります。性格分類のように、すっきりと分けられるわけではなく、「④自己受容」の状態でない人は、その時どきの状況で①～③を行ったり来たりします。①～③のどの状態にある時間が長いかで、「自己否定の傾向が強い人」「自己犠牲を払いがちな人」などと印象が変わります。

♡図…他者と自分自身との関係の図

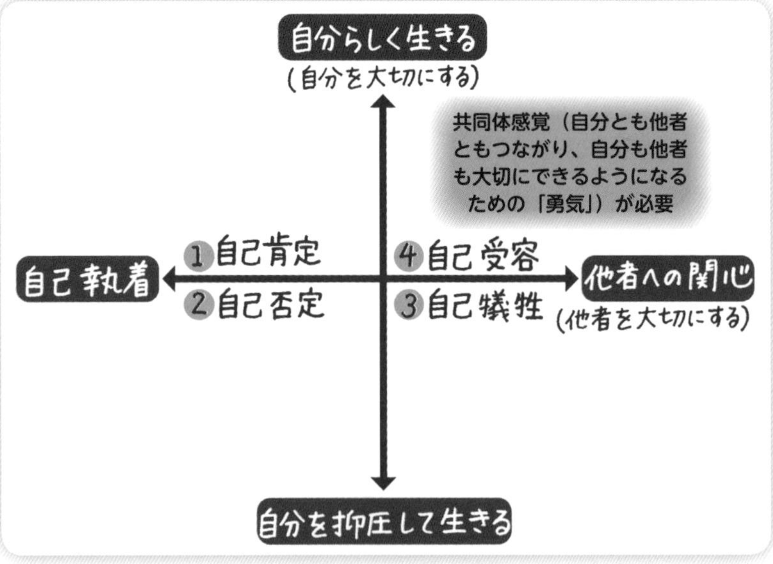

- **ヨコ軸（他者を大切にする）**：ヨコ軸の他者との関係は、左側の「未熟な状態（自己執着の段階）」から、右側の「他者への関心」をもつことができている段階へと成熟していく。
- **タテ軸（自分を大切にする）**：タテ軸は、自分らしさを抑圧する生き方から、よりリラックスして自分らしさを発揮できる生き方までのバラエティがあることを示している。
- 自分も他者も大切にするには、共同体感覚を育てる。

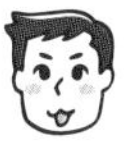

自己肯定と自己受容は、同じような意味だと理解していたのですが、違うのですか？

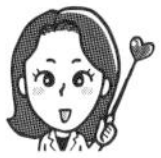

自己肯定は、自分の弱い部分やネガティブな部分を見ないようにして、今のままでいいんだと力技で自分を納得させる感じです。自己受容は、自分の弱い部分やダメなところもひっくるめて、これが自分だからこのままの自分でいくしかないと、穏やかに受け入れている感じです。

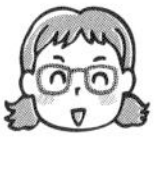

自己受容のほうが、力が抜けてリラックスできそうです。

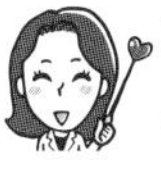

欠点や弱点も含めて自分を許せるようになると、他者の欠点や弱点も許せるようになります。自己肯定は基本的に競合的なので、他者のダメなところを裁きがちになります。

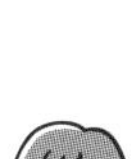

心の不調に至らなかったとしても、自己受容以外の状態では、生きていくのが大変そうですね。私も①〜③を行ったり来たりして、イライラしたり落ち込んだりすることがあります。

♡図…他者と自分自身との関係における自己の状態

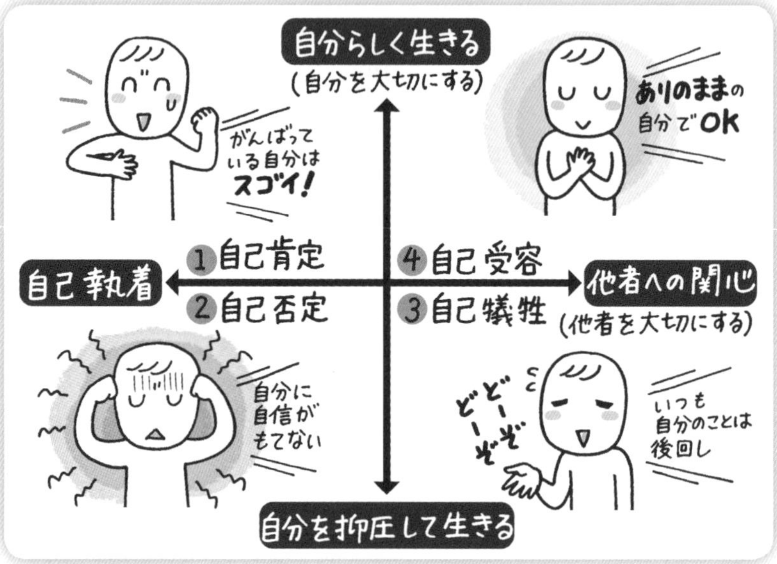

①自己肯定

自己肯定の状態の人は、「自分は正しい」という信念があります。自分のやりたいようにやることが自分らしさだと勘違いしており、ときとして自己中心的で自分勝手な人に感じられます。皆の幸せという観点が抜け落ちているため、他者との関係は競合的になります。

ポジティブで前向きな自分のみを条件付きで肯定し（がんばっている自分だけが好きなど）、ネガティブなことや弱い面を見ないようにしています。努力家で、エネルギーにあふれ、一見、魅力的に見えることも多く、成功している人も珍しくありません。しかし、自分の弱さを受け入れていないため、挫折や失敗に弱く、容易に自己否定の状態に陥ります。

また、自分が他者からどう見えるかをつねに気にしており、他者からの評価に依存しがちです。対人関係をタテの関係でとらえがちなところがあり、他者に対して上から目線でかかわることもあれば、人のために自己犠牲的にがんばろうとするときもあります。

②自己否定

自己否定の状態の人は、悲観的な思い込みが強く、他者と比べて「劣っていると感じられる部分」ばかりに注目します。つねに自分にダメ出しをするため、不安、焦り、嫉妬《しっと》、失望などを感じやすく、引きこもりがちです。**自分らしさを抑圧しているので、「自分がどう感じ、どう考え、何が好きなのか」などがわからなくなります。**

自分は無力だと感じているため、今の自分にできることで他者に貢献しようと思うことができず、人とつながりをもって良い関係を築いていくのが難しいのです。**つねに「他者からの評価（他者から自分がどう見えるか）」を強く気にしますが、自己中心的でネガティブなことばかりを口にするため、周囲からも距離を置かれがちです。**

③自己犠牲

自己犠牲の状態の人は、**自己犠牲的に自分を抑えて、いつも他者を優先して周囲に合わせることで人とつながろうとします。**一見、世話好きで親切な人にみえますが、**他者との関係をギブアンドテイクで考えるので、自分の中にストレスをため込みがちです。**

他者の役に立っているときだけ自分を肯定し、人から嫌われたり、他者の役に立てていないと感じられたりするときなどには、すぐに自己否定へと陥っていきます。さらに、自分の献身に対して、他者が感謝していないと感じると怒りをあらわすこともあり、おせっかいで押しつけがましい行動がみられることもあります。

自己否定をされる恐れから、他者からの頼みを断る、他者に頼ったり甘えたりする、他者に本音を言うことが極度に苦手です。自分のことは後回しにしているので、たとえば健康を害するようなことが起こるまでは自分を大切にすることができません。

④自己受容

自己受容の状態の人は、自分の欠点や弱い部分も含めたありのままの自分を受け入れています。自分の中のネガティブな感情も否定せず、無理にポジティブであろうとすることもありません。良い面もそうでない面も含めてそれが自分らしさだと心得ています。

いつもリラックスして自分自身とつき合っているので、自分も他者も大切にでき、他者ともリラックスした良い関係が築けます。

人や出来事に対して柔軟かつ寛容なので、他者を批判せずに、「互いの良い面で弱い部分をカバーしようとする協力的な構え」で、自分自身や周囲の人を勇気づけます。他者とのつながりの中で生きていることを感じており、感謝や思いやりにあふれています。

自分自身も他者も信頼しているため、いつも楽観的で、失敗を恐れず何事にも勇気をもってチャレンジすることができます。そのため、仕事なども成功していきます。

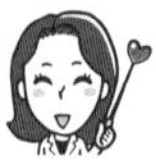

自分も他者もリラックスして受け入れ、他者とのつながりの中で感謝しながら生きている「④自己受容」の状態がもっとも幸せに近いと言えます。

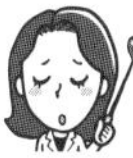
そして①〜③の人は、精神的に弱いわけでも性格が悪いわけでもなく、勇気がくじかれている状態なのです。

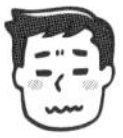
個性やその人らしさって一般的な表現ですが、よく考えると自分らしさって何なのかよくわかりません！

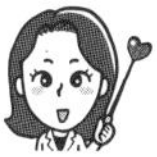
では自分らしさと聞くと、どのようなイメージをもちますか。そもそもの「らしさ」とは何でしょうか。

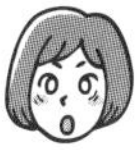
いきなり自分らしく生きろと言われても、自分らしい生き方がよくわからなくて苦しくなるような気がします。

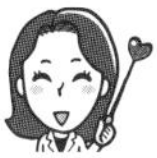
私は説明のつかない直感的な「好き・嫌い」「感じ方」にその人らしさがもっともよくあらわれると考えています。

Column

支援は「ヨコの関係」で仲間としてかかわる

私たちは誰もが、「この人、好きだな。自分のことを大切に思ってくれている」と感じられる相手の話しか聞かないものです。**メンタルヘルス支援においても同様で、メンタルヘルス不調者から「支援者は仲間だな」と感じてもらえないと本当の意味で影響を与えることができません。**

メンタルヘルス不調者は「お世話が必要な弱い立場」で、支援者は「お世話をする強い立場」という競合的なタテの関係に陥ると、メンタルヘルス不調者と仲間になることはできません。仲間になれないと支援は困難なので、**勇気づけのかかわりの基本は、たとえ休業に至るメンタルヘルス不調者との間にも、対等で協力的な「ヨコの関係」をつくっていくことにあります。**

4 心をサポートすること

①支援者にできることは？

ここまで、メンタルヘルス不調に至る人は、「精神的に弱いわけでも、性格が悪いわけでもなく、勇気がくじかれている状態」であるということを説明しました。そして、**私たちが支援者としてできるもっとも大切なことは、「仲間として協力的な態度でメンタルヘルス不調者にかかわり、勇気づける」ことです。**

あまり難しく考えずに、「目の前のメンタルヘルス不調者は縁があってかかわることになった仲間なのだ」「この人の中にはきっとこの人にしかない自分らしさ、個性があるのだ」と信じてかかわってみましょう。

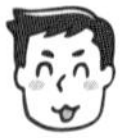
ぼくは、今日ミレイ先生から教わったことを参考に、部署の全員が安心して協力し合えるような環境づくりに取り組みます。まずは、協力的態度から実践してみようかな。

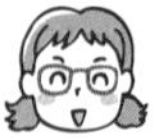
私は、つい何でも後回しにしてしまうので、即実行に移せるまさとさんを見習います。

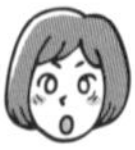
みんなが協力的態度をすぐに実践してくれたら、メンタルヘルス不調者が減らせるように思います。でも私は、まず自分自身と向き合って仲良くなることから始めます。

Column

支援以外にも役立つ「勇気づけメンタルヘルスサポートを行うためのマインド」

私たちは、言葉以外の表情や態度、雰囲気からたくさんの情報を読み取ることができます。技法を使う人の心のあり方や態度は相手に伝わる**（p.78、メラビアンの法則を参照）**ため、うわべだけの技法を身につけても効果は得られにくいでしょう。

カウンセラーのようにマインド＆あり方も含めて完璧な支援ができるようになる必要はありませんが、勇気づけメンタルヘルスサポートを行うためのマインドは、一般的な対人関係を良好にしたり部下の育成を行ったりする際などにも必要なものです。また、自分自身が自分を大切にし、自分らしく他者とつながって協力的に生きていくことにも大いに役に立ちます。

本書を支援以外の視点で、「ふだんのコミュニケーションや部下育成、自分自身の人生に役立つことはないかな」と読み進めると、きっとたくさん役に立つことがありますよ！

②支援者が自分自身を勇気づける

ただし、アドラーはこんな言葉も残しています。

「臆病は伝染する。そして、また勇気も伝染する」

「自らが勇気をもつことが、他者を勇気づける出発点である」

「メンタルヘルス不調者を勇気づける“べき”」と考えてしまうと、支援者が自分自身の勇気をくじく法則に陥ってしまいます。

支援者だからといって、聖人君子のようなふるまいや、心理学の勉強が必要なわけではなく、**大切なのは支援者の私たち自身が自己**

受容の段階に到達できるように自分自身を勇気づけることです。

「自分の中の弱い部分やダメな部分もひっくるめて、これが自分だからこのままの自分でいくしかない。いいところもあるしね」「ここまでの人生、自分なりに精いっぱいがんばってきた」「他者に交換できない、ほかでもないこの自分を大切にしていこう」と**自分の弱さや情けなさが受け入れられるようになったとき、いつのまにかメンタルヘルス不調者へのイライラが減っているかもしれません。**

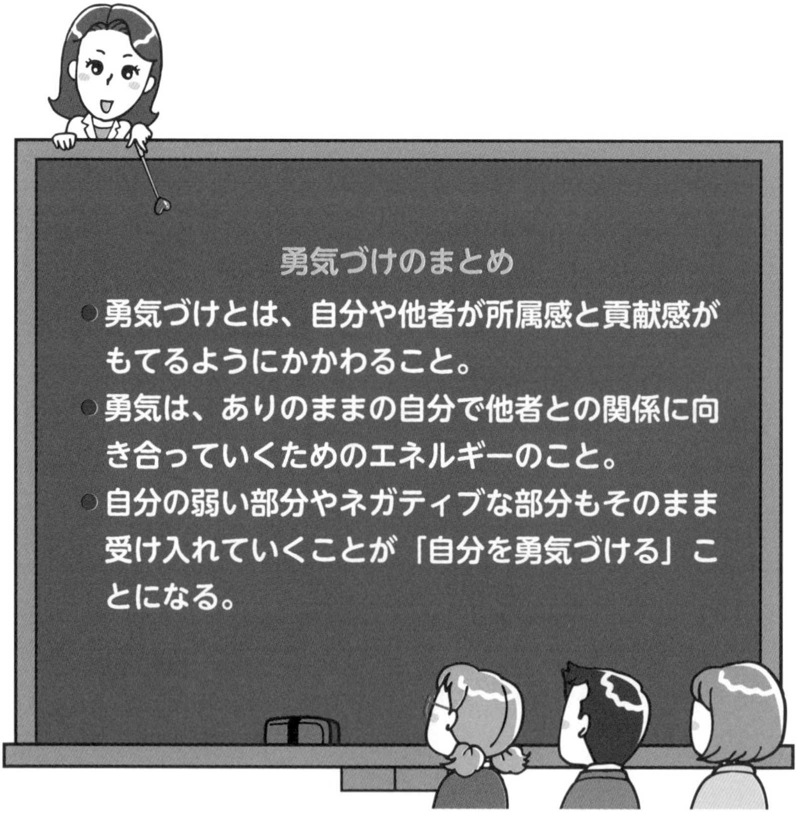

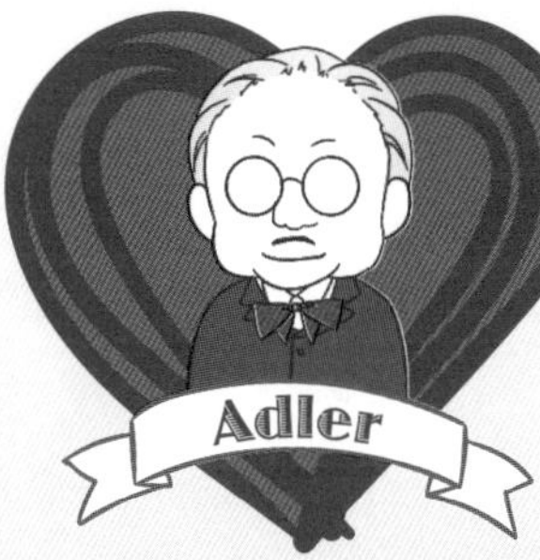

第2章

心のしくみを理解しよう！

第２章では、登場人物をまじえて、心のしくみを思考面と感情面から説明し、「性格」や「自分らしさ」について考えてみましょう。

登場人物

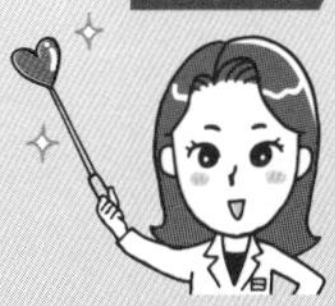

ミレイ先生
産業医で本書の著者。働く人の心身の健康サポートをするほか、「働く人に心の学びを」をテーマに心理学やコミュニケーションについての研修や勉強会、個人セッションなどを行っている。

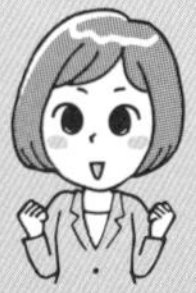

花咲《はなさき》ゆい
中小規模食品メーカーの総務部所属の人事担当者。入社８年目で、親切で面倒見のよい性格。メンタルヘルス不調者が甘えているように思えて、イライラすることがある。

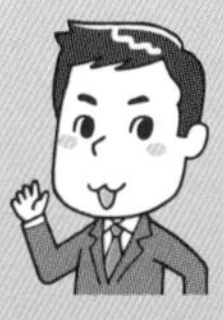

和泉《いずみ》まさと
中規模化学メーカーの営業部所属の中間管理職。入社 17 年目で、明るくおおらかな性格。自部署のスタッフにメンタルヘルス不調者が多いことを心配している。

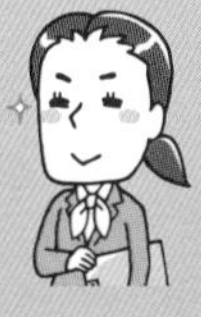

世良《せら》さとこ
大規模小売業の人事部所属の産業保健師（常勤）。マジメで仕事熱心な性格。今の職場に転職して６年目（社会人歴 20 年目）。メンタルヘルス不調者の担当で、発生率が下がらないのが悩み。

第２章のポイント

①自分らしさとは、「好き・嫌い」「快・不快」などの感じ方の違い。

②私たちは居場所をつくるためにキャラクターを設定する。

③性格とは、自分を守るために、絆創膏やギプスをつけるように身にまとったもの。

④それぞれの「性格特有の考えや思い込み（ビリーフ)」が私たちの人生を制限したり、自分を突き動かしたりする。

⑤ビリーフが耐用年数を迎えているサインのひとつが、メンタルヘルス不調である。

⑥自分らしさを抑圧して自分らしさから離れた無理な考えを優先させていると、ありのままの自分でよいとは感じられず勇気がくじかれていく。

1 心のしくみを理解する利点

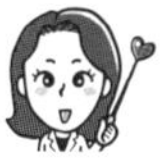

支援者の皆さんが心のしくみを理解すると、次のような利点があります。

- メンタルヘルス不調者を支援する際に、イライラしたり、甘えていると感じたりすることが少なくなる。
- 支援者として「うまく問題を解決しなければ」という気負いがなくなり、必要なサポートを心穏やかに迷いなく行えるようになる。
- 仕事やプライベートの悩みを解決するヒントが得られ、支援者自身が自分らしく他者と協力して幸せに生きるのに役に立つ。

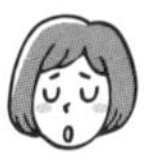

メンタルヘルス不調者が甘えていると感じることがよくあるので……、私に必要なことのような気がします。

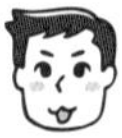

ぼくは中間管理職として、メンタルヘルス不調者のサポートをする周囲のスタッフのフォローも大切だと感じています。

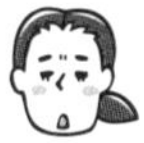

私は力になりたいとがんばりすぎている自覚があるので、もっと肩の力が抜けるといいなと思いますね。

ゆいさん、まさとさん、さとこさん、肩の力を抜いて、自分自身の幸せのために学んでみようくらいのリラックスした気持ちで考えていきましょう。

2 自分を制限する考え「ビリーフ」

①「自分らしさ」とは、感じ方の違い

私たちは誰もが「自分らしさ（個性）」をもっています。そして**自分らしさとは、はっきり表現できないものも含めて、個々がもっている「好き・嫌い」や「感じ方（感情や身体感覚）」のことです。**

旅行が好きな人の個々の違いや感じ方

- 「森や神社仏閣など特定の場所が好き」
- 「見たことのない場所に行きたい」「毎年、同じ場所を訪れたい」
- 「インスタ映えする観光地でSNSにのせる写真を撮りたい」
- 「旅先でお土産を買ったり、食べ歩いたりするのが好き」
- 「ツアー旅行が楽なので好き」「個人で計画するのが楽しい」
- 「ひとり旅が好き」「友だちとにぎやかな旅が好き」
- 「豪華な旅が好き」「節約して何度も行きたい」
- 「うまく理由は説明できないけど、とにかく旅行が大好き」

など

自分の感じ方に従って、「好きなものは好き、嫌いなものは嫌い」とシンプルに判断し、選択して生きていければ、人生はとてもリラックスしたものとなります。**このシンプルな感覚が自分らしい人生を送るための大切な指標になります。**

そして、**自分の中の「好き・嫌い」が大切にできるようになると、他者の「好き・嫌い」やその人特有の「感じ方」も大切にできるようになります。**

実は「自分らしさを抑えて、自分らしさから離れて生きる」の意味がよくわからなかったのですが、「好きだと感じることを選べない状況は苦しい」ということはわかります。

でもシンプルに好きと感じることばかり選んでいたら、自分に甘い人間は悪い選択ばかりするのではないでしょうか？

感じ方に良いも悪いもありません。自分が感じていることはポジティブでも、ネガティブでもすべてOKなのです。

好きなことを選んで、自分の中の感じ方に素直に従うのが自分らしい生き方と考えると、とてもシンプルですね。

♥ポジティブな自分とも、ネガティブな自分ともうまくつき合う

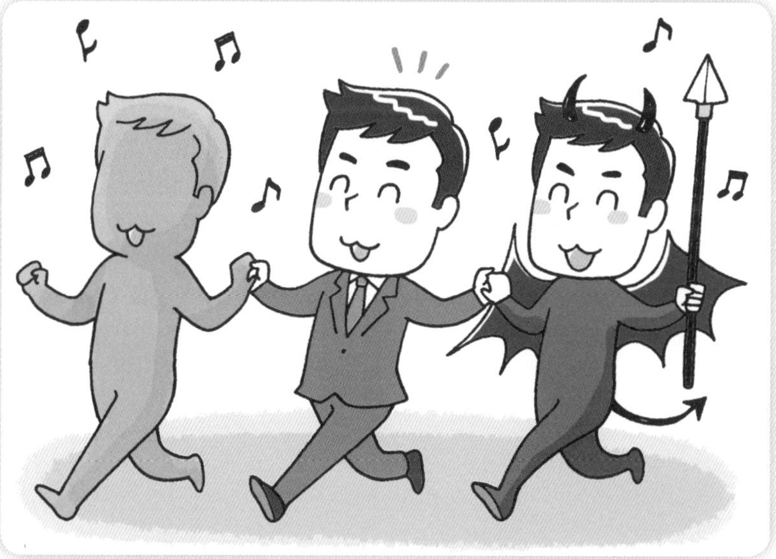

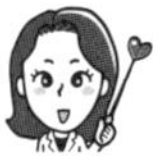

社会で生きている以上、自分の好き勝手だけで生きていくことは難しいです。しかし、自分とうまくつき合うには、「自分は何が好きで、どう生きていきたいのか」を理解することがとても重要なのです。

②自分らしさはこうして忘れ去られる

私たちが自分のキャラクターを設定（p.26 参照）する過程には、次の４つの段階があります。

♡表…キャラクターを設定する過程

第１段階	自分らしくあることを味わう。
第２段階	自分らしくあってはいけないメッセージを受け取る。
第３段階	第２段階のメッセージに「苦痛・怒り・反抗」を示す。
第４段階	第３段階のメッセージから自分を守るために、**無意識にキャラクターを決める。**

♡第１段階

赤ちゃんや幼い子どもの頃は、不快だと感じる状況を選んだり、「このおもちゃを選んだほうが得だ」などの損得は考えたりせず、その時どきに**自分が好きな遊びや、自身が心地のよいことを自然に選びます。この自分らしくあることを味わう段階が「第１段階」**です。

♡第２段階

もともと私たちはシンプルな「好き・嫌い」「快・不快」の感覚をもっています。けれども、成長するに従って、両親をはじめとする周囲の大人たちが「よかれと思って」また「こうあってほしいという期待を込めて」たくさんの考えを私たちに伝えてくるようになります。それらは私たちの自分らしさとは無関係に発せられます。

- お姉ちゃんなんだから、がまんしなさい！
- まだ小さいのだから、危ないことはしちゃダメ！
- もう小学生なんだから、これぐらいできて当然！
- 女の子なんだから、おしとやかにしなさい！
- 男の子なんだから、メソメソ泣いちゃダメ！

私たちは「〇〇なんだから、〇〇しなさい！」と言われると、無意識に「自分は自分らしくあってはいけないのだ」というメッセージとして受け取ってしまいます。これが第２段階です。

♥大人からのメッセージは、自分らしさとは無関係に発せられる

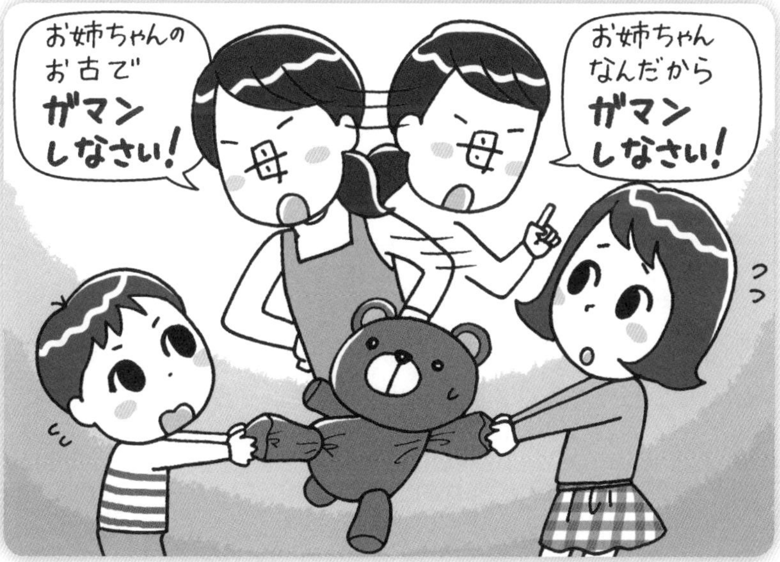

♡第３段階

　第３段階では、「自分らしくあってはいけない」という大人からのメッセージに子どもが苦痛を感じ、うまく言語化できないまま無自覚に怒りや反抗を示します。子どもの反抗にどう対応していいかわからず、親はますます「ちゃんとしなさい」と伝え続けます。

♡第４段階

　ひとりでは生きていけない子ども時代には、まず親（とくに母親）との関係の中に所属できるかどうかは死活問題です。私たちは親との関係の中で居場所が感じられるように、親に認めてもらうことや喜ばせることを優先するようになります。

　本当は泣きたい気持ちを抑えてがまんしたり、怒りを抑えたりするようになります。そして**第３段階で感じたつらさから自分を守るために「こういうキャラクターで自分なりの居場所をつくって生きていこう」と無自覚、無意識に決めるのです。これが第４段階です。**

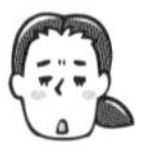
長女の私は、両親から名前ではなくお姉ちゃんと呼ばれ、お姉ちゃんなんだからがまんしなさいと言われていました。

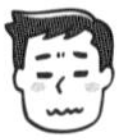
ぼくは弟で、兄のほうが祖父母から大切にされていたのが嫌でした。その一方で、自分自身は小学生の息子にお兄ちゃんなんだから、男なんだからと何度も言ってます。

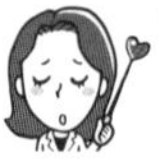
私も長女なので、いろいろなことをがまんさせられてきたという感覚があります。子どもの頃は、好きでお姉ちゃんに生まれたわけではないのに理不尽だと感じていましたね。

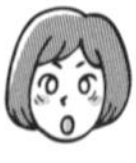
ミレイ先生でもそうなのですか⁉　みんなが子どもの頃に同じような体験をして成長してきたんですね。

③「〇〇なんだから」の言葉は、善意から始まっている

大切なことは、親たちが何気なく口にする「〇〇なんだから」の言葉は、ほとんどの場合、子どもを大切に思って、立派な大人になるように、善意から発せられているものだということです。

当然ながら「あなたはあなたのままでいてはいけない（自分らしくあってはいけない）」という悪意はまったく込められていないので、私たちが無意識的に受け取っているメッセージは勘違いなのです。けれども、その勘違いが人生に大きな影響を与えるのです。

④性格とは、つらいメッセージから自分を守る絆創膏

成長していく中で、４つの段階を何度か経て、どういうキャラクターに設定されるかは、心理学や性格学などの流派で異なりますが、たとえば「理想や目標に向かって生きるがんばり屋」「楽しいことが大好きな楽天家」「失敗しないことを大切にする完璧主義」「周りとの調和を大切にする平和主義」「難しいことに果敢に挑戦する人」などのバリエーションがあります。

大切なのは、キャラクターは「こういうキャラクターで自分なりの居場所をつくって生きていこう」と自身が自分を守るために無自覚、無意識に決めたものだということです。

つまり、私たちが自分の性格だと思っているものは、本来の自分らしさではなく、「自分らしさが失われてしまった傷に、あとで絆《ばん》創膏《そうこう》やギプスをつけるように身にまとったもの」だということです。

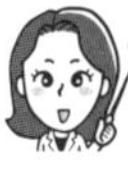
ほとんどの人は「性格＝自分」だと考えていると思うので、もしかしたら初めて聞くような考え方かもしれませんね。

性格が絆創膏!?　虐待のような経験がある人だけではなくて、一般的な環境で育った人でもそうなのですか？

虐待が起こるような環境でなくても、その時代の常識や子育て方法、親の価値観などにそぐわない言動をとる子どもに対して、「常識に合うように“ちゃんと”しなさい」と伝えるだけで、「ありのままのあなたではダメなのだ」という“つらい”メッセージに変換されてしまうことがあります。

両親は私に十分な愛情を注ぎ、「私のままであってはいけない」と言ったこともないので信じがたいです！

身を守るために、絆創膏のようにつけた鎧《よろい》が性格なのです。変身ヒーローのように、別のキャラクターを衣装のように身にまとう、と考えるとわかりやすいかもしれません。

♥私たちが性格だと思っているものは身にまとったもの

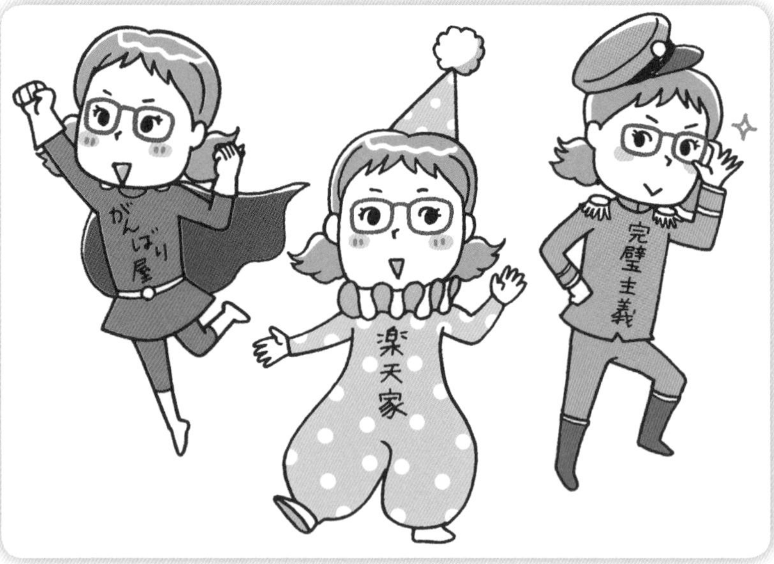

⑤人生に制限をかける考え

キャラクター設定をすると、私たちはそのキャラクターに応じた考えをもつようになります。たとえば、「理想や目標に向かって生きるがんばり屋」なら、「がんばっている自分にこそ価値がある」「目標を達成できたときだけ意味がある」など、自分はまだまだ足りないという**「思い込みとも言える考え」をもつようになります。**

これらの考えは、本来の自分らしさとは関係なく、自分を制限したり、自分を突き動かしたりします。しかし、**現実的な成功を手に入れることができたり、自分を鼓舞したりすることにもつながるので、考えをもつこと自体は悪いことではありません。**

このように成長の過程でもつようになった、自分や人生を制限したり、自分を突き動かしたりする「考え」をビリーフといいます。私たちの生き方を形づくる初期設定といえるような「基本的なビリーフ」は、15歳ぐらいまでに完成するといわれています。

- **ビリーフ**：自分や人生を制限したり、自分を突き動かしたりする考えのこと（性格特有の考えや思い込み）。

⑥キャラクターに応じた考えは、生きていくために必要なもの

成長して社会に出てからも、周囲の人々や社会的な常識とよばれる考えはどんどん私たちの中に入ってきます。

人生の究極目標として所属を求める私たちは、周りの人に認めてもらえるように、社会に受け入れてもらえるように、自分のキャラ

クターに応じた考えをもち、その考えに従って無意識に行動するようになります。このように、キャラクターに応じた考えをもつことは社会に所属して生きていくために必要なものなのです。

私は出産してから、「母親なんだから○○すべき」という考えがよく頭に浮かびました。0歳から子どもを保育園に預けて働きましたが、「3歳頃までは、自分で育てるべきではないか」という世間の常識もあり、罪悪感が消えませんでした。

いわゆる3歳児神話が、世間で取り上げられはじめた頃には、理にかなっている考えだと思えたのかもしれませんね。

常識って普遍的なものだと思っていたけど、社会の考えや時代とともに、古くなったりして変わっていくんですね。

♥世間の常識も単なるひとつの「考え」に過ぎない

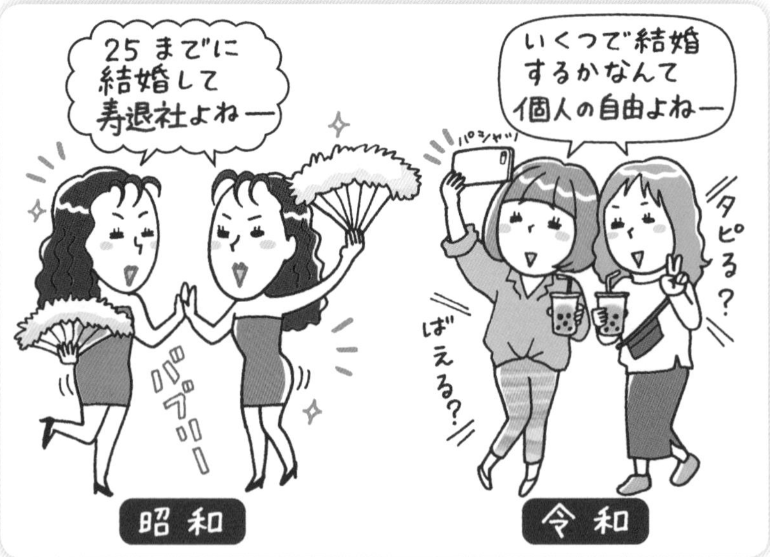

⑦その考えを手放すのは死活問題

たとえ仕事があふれかえっていても、最近では働き方改革という名のもとで、長時間残業を制限する会社が増えてきています。私も人事担当者から、「どんなに残業をするなと指導しても、残業時間が減らない人がいる」という相談を受けることがよくあります。

なかには、定時で帰っても家に居場所がない、残業しないと生活が苦しいなどの事情の人もいますが、前述したような**「理想や目標に向かって生きるがんばり屋」**のキャラクターに設定した人などは、**がんばっているからこそ自分には価値があり、社会に所属できているのだと思い込んでいます。**

本人にとって「残業をする（がんばる）」という考えを手放すことは、会社に所属するうえで死活問題となるので、がんばるのをやめて「じゃあ、残業しないようにしよう」と簡単に考えを変えるのは難しそうです。**もっと大げさに言うと、「残業をするな（がんばるな）」と指導することは、「あなたには価値がない、生きている意味がない」ということを突きつけているのと同じなのです。**

働き方が変えられない人の背景には、このような「がんばらなければならない」という思い込みのビリーフがある可能性も高いのです。

⑧その考えは今の自分に合っていますか？

自分の外から取り込まれた考えは、当時は役に立つものだったのかもしれませんが、自身の成長や状況変化に伴って合わなくなることもあります。このように**ビリーフには、耐用年数があります。**

昭和の高度経済成長期までは、自分の感情より「常識」とよばれる考えを優先させて、一生懸命働くことが社会に所属することに役立ち、目に見える物質的な満足感が幸せにつながりました。

しかし、平成を経て令和に入った現代では、もはや物質的な満足感よりも、「自分が生きる意味や自分らしい生き方を求める人」が増えてきました。**社会環境が変化しているという意味でも、ビリーフが耐用年数を迎えている人が多いかもしれません。**

耐用年数を迎えているサインには、次のようなことがあります。

- なんとなく自分の人生を生きている気がしない。
- 自分でも理由がよくわからないが、やたらとイライラしたり、不安に襲われたりする。
- 目標を立ててうまく達成したはずなのに、昔のように達成感や幸福感が得られない。
- 漠然と「自分はこのままでいいのかな」と感じることがある。
- 相手や状況が変わっても、似たような問題が繰り返し起こる。
- 仕事やプライベートでなかなか解決できない深い悩みがある。
- 大きな病気やケガをしたりする。
- がんばろうと自分を奮い立たせても、エネルギーがわいてこない。

ときには、自分以外の家族にトラブルが起こるというかたちでサインが発せられることもあります。そして、**メンタルヘルス不調もキャラクターに合わせた考えが耐用年数を迎えているサインなのです。**

自分らしさ（「好き・嫌い」や「感じ方」）よりも、自分らしさから離れてしまった無理な考えを優先させていると、ありのままの自分でよいとは感じられず勇気がくじかれていきます。そして本人はそのことに無自覚です。

だからこそ、私たちはメンタルヘルス不調というかたちで、無意識に自分自身にSOSのメッセージを送るのだと思います。

- 自分らしさから離れた考えを優先する無理な生き方を続けていると、勇気がくじかれメンタルヘルス不調となってあらわれることがある。

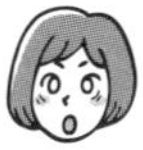
いつまでも今の自分に必要ない、耐用年数が過ぎた考えをもち続けていると、人生に悪い影響が出てくるのですね！

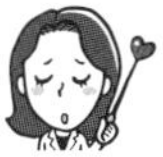
子どもの頃と同じサイズの洋服を着続けることができないように、自身の成長や時代背景などに合わせて、自分の考えや生き方を見直していく必要があるのですよ。

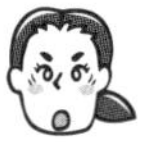
私もそういう考えを手放して、自分らしく生きたいと思いますが、具体的には何をどうすればいいのですか？

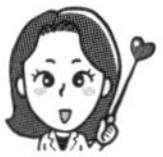
考えが耐用年数を過ぎていることは、先ほど示したサインなどでもわかりますし、陥りがちなよくある考えについて、これから紹介しますね。

⑨面談等でよく聞くビリーフのパターン

ふだんの私たちの何気ない会話でも、いくつかのビリーフのパターンはすぐに見つかります。

とくに、わかりやすいのは「○○すべき」「○○せねば」という表現や、「普通は○○だ」「○○するのが常識だ（当たり前だ）」「○○しないなんてありえない」「みんな○○している」「絶対○○だよね」「立場上、○○できない」などのかたちで表現されるような考えです。

ビリーフはその人の人生全体に大きく影響してくるものから、日常生活の中でよくみられるものまでさまざまですが、ここでは面談やカウンセリングでよく聞かれる考えを表にまとめてみました（p.61 参照）。

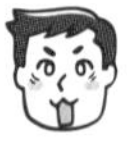
これを全部実践すると、確実にメンタルヘルス不調になりそうです。でも、自分にもあてはまるものもたくさんあるな。

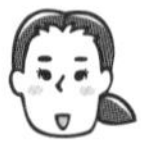
いくつも私にあてはまります。というか、人に迷惑をかけてはいけないみたいな当たり前のことも多いですね。

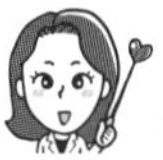
よくメンタルヘルス不調に至った人が口にする「人に迷惑をかけてはいけない」のように、日本社会の常識として根深く存在している考えもありますよね。

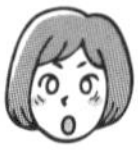
そもそも誰にも迷惑をかけずに生きていくなんて、不可能だと思います。

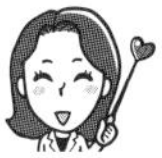

どういうことを迷惑に感じるかは人によって異なりますし、みんなが迷惑をかけないように緊張しながら生活している社会よりも、「必要なときはそれぞれにできることで助け合っていこう」という協力的な態度の社会のほうが、居心地がいいような気がしませんか。

♡表…面談やカウンセリングで、相談者からよく聞くビリーフ

●感情的になってはいけない。	●ひとりでがんばるしかない。
●失敗は許されない。	●人からわかってもらえない。
●完璧《かんぺき》でなければならない。	●自分は、力がない弱い人間だ。
●他者に勝つためには、強くあらねばならない。	●いつも失敗する。
●成功するためには、やりたいこともがまんしなければならない。	●いつも被害者だ。
●他者から受け入れられ、評価されなければ価値がない。	●失敗したらすべてが終わりだ。
●うまくいっている自分だけに価値がある。	●世界は弱肉強食で、人生は競争だ。
●特別でなければ意味がない。	●気を抜くと足をひっぱられる。
●人の役に立ち、他者を喜ばせなければならない。	●社会は理不尽なものだ。
●ポジティブでいないといけない。	●仕事はつらいものだ。
●がんばっている自分だからこそ価値がある。	●目立つと叩かれる。
●努力しないとダメ人間になる。	●人と違ってはいけない。
●私はまだまだ足りない。	●本音を見せると嫌われる。
●一度始めたことは、すぐにやめてはいけない。	●本音を言ってはいけない。
●人に迷惑をかけてはいけない。	●人生、お金がすべてだ。
●わがままを言ってはいけない。	●自分のために時間やお金を使うことはよくないことだ。
●人に頼ってはいけない。	●休むことはムダな時間だ。
	●時間は絶対に守るべきだ。
	●男は泣いてはならない。
	●女であることは損だ。
	●少しぐらい体調が悪くても気合いで乗り越えるべきだ。
	●未来は今よりも悪くなるに違いない。

3 感じ方、感情が自分らしさ

①人間には自己調節機能が備わっている

本来、人間は、自己を調節しながら生きています。たとえば、「車が飛び出してきたら、身をかわす」「疲れたら、身体を休める」「他者に傷つけられたら、その人とのかかわりを回避して自分を守る」というふうに、**自らの状態を一定に保つように、自分の外側の環境と自分の内側の状況（欲求）を調節する機能が備わっているのです。**

自分の外側の環境に気づくには、五感を働かせて「今、ここ」の現実に気づき、適切に認識することが必要です。

また、自分の内側の状況である自分の欲求に気づくには、「今、ここ」の身体の感覚や感情に気づき、適切に認識することが必要です。

しかし、**自分の感情を抑圧し続けていると、好き嫌いや、本音でどうしたいのかが、自分でもわからなくなります。**

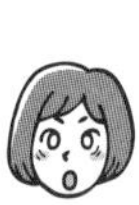
一般的には、感情的になることはよくないという常識がありますが、感情ってとても大切なのですね！

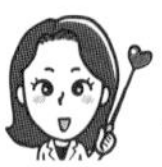
自分が望む人生を生きるには、本心で望んでいることがわかっている必要があります。なので、自分の感情がわからない状態の人は、自分を見失っている状態とも言えるでしょう。

②自分の感情を思い出そう

「今、ここ」の身体の感覚や感情を抑えて、気づくことができないと、健全な自己調節機能が働かなくなります。

とくに社会に出ると、感情的になるのはマイナスと考えられ、理性的であることが求められます。ビジネスの現場でも、自分の感情を抑えて、目の前の出来事に冷静に対処することが正しいこととされています。ビジネスの現場では、五感を使うことがあまり求められないので、五感で感じるのが苦手な人が多いのかもしませんね。

たとえば、上司のパワハラめいた言動が原因でメンタルヘルス不調に陥った人に「上司にそんなふうに言われて、あなたはどのように感じたのですか？」とたずねても、「上司は悪い人ではないのです」「自分にも改善すべき点があったと思います」という自分の社会通念的な思考を述べたり、「あのときの状況はこうでした」などと状況説明を始めたりする人がほとんどです。

「今お話しされたのは考えなので、考えではなくあなたがどう感じたかということを教えてもらえますか？」とたずねると、あっけに取られたような顔をされることもよくあります。

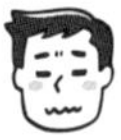
そう言われてみると、「考える」に比べると「感じる」は抽象的なので、具体的にうまく伝えるのが難しいです。

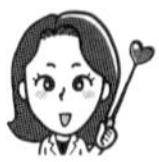
そんなに難しく考えなくてもいいのですよ。身の回りの出来事に対して、うまく言葉にできないけど、不快に感じる、モヤモヤする、イライラするというような直感的な感覚がヒントになります。

Column

自分の好き嫌いを思い出す

自分の好き嫌いや感情を思い出すのに、すぐにできる方法を紹介します。

外食時にメニューを決めるときや自動販売機で飲み物を選ぶときに、直感でパッと見て、瞬時に決めるという方法で選ぶものを決めます。これだけです。

「その程度のことで自分の好き嫌いを思い出すの？」と思われるかもしれませんが、効果は絶大です。あるメンタルヘルス不調者に、この方法を紹介したところ、「いつもエネルギーや栄養のバランスを優先して、そのときに食べたいものを選んでいないことに気づきました」と言っていました。頭で考えてばかりだと、そのうちに自分が食べたいものすらわからなくなるのです。自分の欲求に気づく練習になるので、支援者の皆さんもぜひ試してみてください。

③ビリーフを優先させた結果、メンタルヘルス不調に至った事例

ビリーフを優先することで心の不調に至った事例を次に示します。

- 山田さんは、新規事業の責任者に抜擢されて、部署が異動になりました。新規事業なので誰にも相談することができず、責任者として自分自身でメンバーをひっぱらなければ物事が進まない状況でした。「本当はみんなに助けてもらいたい」「上層部はどうして助けてくれないんだ」などのモヤモヤした思いを抑えて、「リーダーは弱みを見せるべきではない」と歯を食いしばってがんばりました。しかし、どんなにがんばっても仕事は終わらず、眠れない日が増え、気持ちも落ち込んで、どうしてもやる気が出なくなり、心の不調に陥りました。

メンタルヘルス不調に至る典型的な事例ですが、山田さんの感情を抑えている部分とビリーフを次に示します。

- **感情を抑えている部分**

「本当はみんなに助けてもらいたい」「上層部はどうして助けてくれないんだ」などというモヤモヤした思い。

- **山田さんのビリーフ**

「会社の期待には応えなければならない」「新規事業なので誰にも相談できない」「責任者として自分自身でメンバーをひっぱらなければ物事が進まない」「リーダーは弱みを見せるべきではない」

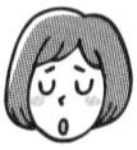
会社の期待に応えるのは当たり前のことなので、これが思い込みだというのが理解できません。

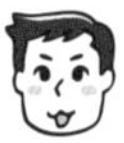
山田さんでなくても、会社員なら似たような考えをもっている人は多いんじゃないでしょうか。

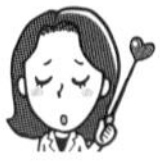
「できるだけ期待に応えたい」ぐらいの思いであれば、自分を制限することはないかもしれませんが、力を尽くしても結果が出なかったときに、「応えなければならない」と強く思い込んでしまうと適切な対応ができなくなってしまいます。

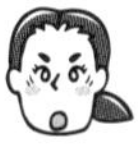
「○○するべき（するべきではない）」という「べきねば思考」は、ビリーフである可能性が高そうですね。

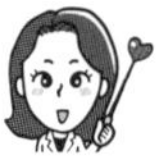
内面の欲求に気づき、適切に認識して行動につなげていければ、欲求を満たすことができ、健全なエネルギーがわいてくるでしょう。けれども、内面の欲求に蓋《ふた》をしていると「自分に必要なことに気づき、欲求を満たすことができなくなる」ので、勇気がくじかれ、メンタルヘルス不調に至るのです。

4 自分とうまくつき合っていくために

①まとめ

ここまでメンタルヘルス不調に至るしくみを思考面や感情面から説明してきました。なるほど、そういうメカニズムなのかと理解することで、「こういう背景があるならメンタルヘルス不調になるのも致し方ないな」と納得することができるようになります。

そして、支援者自身が仕事やプライベートで抱える悩みも、基本的には同じメカニズムで発生します。

自身が悩むときにも、「自分が抑圧している感情はどんなものか」「自分を制限しているビリーフ（性格特有の考えや思い込み）はなんだろう」と立ち止まってみてください。

②古くなったビリーフを書き換える

メンタルヘルス不調の治療のためには、投薬が必要なケースもあるでしょう。ただし、自分らしさから離れてしまった無理な考えを優先している限り、投薬だけで完全に心の不調を治癒させることは難しいのです。

治療には、自分らしさ、すなわち自分特有の好き嫌いの感じ方、感情を取り戻し、古くなった考えを書き換えていく必要があります。

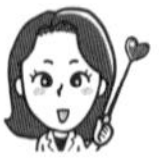

今の自分に合わない、耐用年数を過ぎた考えは、合理的なものに書き換えることができます。

考えを書き換えられると聞いて少し安心しましたが、そんなに簡単にできるものなんでしょうか。

その人が今日まで生きるのに必要だった考えは、生き方の根幹にかかわるものもあるので、自分に深く取り込まれた考えを書き換える作業は、そう簡単ではありません。

自分だけの力で考えを書き換える作業が無理そうだなと思ったら、どうすればいいのでしょうか。

考えを書き換える作業はカウンセリングなどを受けながら行ったほうがいいのですが、まずは自分の中に「このような思考と感情のメカニズムがあるのか！」と知るだけでも自分らしい生き方へと舵《かじ》を切るための第一歩となります。

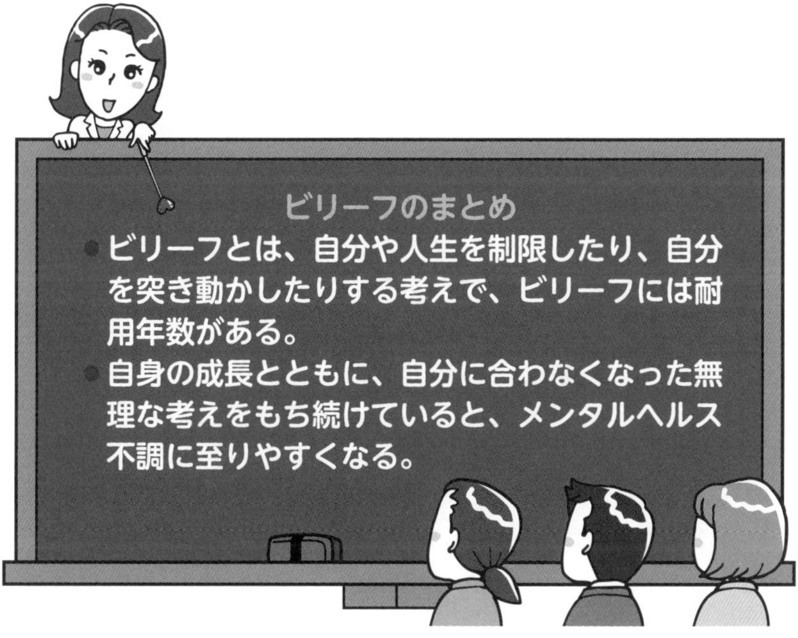

Column

良い対人関係のための条件「相互尊敬と相互信頼」

①**相互尊敬**：「尊敬」という言葉はリスペクト（respect）を訳したもので、「re（もう一度）」「spect（見る）」から成り立っています。私たちは「あの人はワガママでやる気がない」など他者に対してレッテルを貼ってしまうと、相手をそういう人として認識するようになりますが、**一度貼ったレッテルにとらわれずに、「相手をもう一度（あらゆる角度から）大切な存在としてしっかり見る」ことが尊敬なのです。**そして、相互尊敬とは、「自分自身を尊敬、つまり大切にするのと同じように他者をも大切にすること」という意味です。

②**相互信頼**：「信頼」とは、無条件に相手を信じることで、たとえ相手が自分を裏切ることがあっても、相手の未来も含めて信じきることです。似た言葉に、ビジネスなどで用いられる「信用」がありますが、こちらは「担保や根拠を前提条件」として相手を信じることです。勇気づけメンタルヘルスサポートでは、「この人は約束を守って、期待通りの結果を出すかな？」などの疑念をもたず、「うまくいくなら支援しよう」などの前提条件なしに、無条件で相手を信じる姿勢が必要です。**メンタルヘルス不調者が、目の前の支援者のことを、「どんなことがあっても、この人は根本的に自分を信じてくれている」と感じられたとき、支援者を仲間だと認識して、勇気づけられ、相互信頼がはぐくまれていきます。**

注意しなければならないのは、自分を大切にしていないのに、他者を大切にしようとすると容易に自己犠牲に陥ります。また、自分が信じられないのに他者を信じようとすれば、だまされやすくなります。そのため、**相互尊敬でも相互信頼でも、まずは自分自身を尊敬、信頼することからスタートしてください。**

第3章

実践！
勇気づけメンタルヘルスサポートのスキルとマインド

第３章では、実践的な面談時のやり取りなどを例に挙げながら、勇気づけメンタルヘルスサポートのスキル（技法・技能）やマインド（態度や心構え）について説明します。

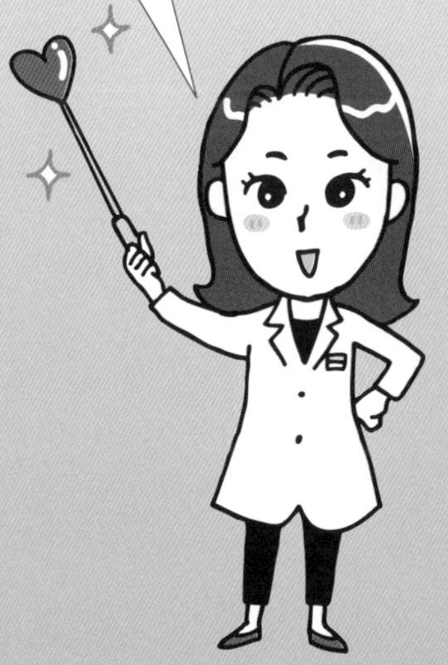

第３章のポイント

①勇気づけメンタルヘルスサポートにはスキルとマインドの両面が大切！

②最初に面談の目的を確認することで、面談の方向性がぶれる可能性を減らせる。

③「ありがとう」を伝えることが、いちばんの勇気づけになる。

④なんといっても聴き上手が肝心！

⑤感情的に巻き込まれない！「共感」「同情」「同意」は違う。

⑥「課題を分離」することで、相談者との間に「精神的な境界線（バウンダリー）」が引けるようになる。

⑦協力のためのスタートとして、まず「課題の分離」をする。

⑧「リフレーミング」で物事の見方を変えてみると、ネガティブがポジティブに転換する。

⑨「正の注目」は勇気づけに、「負の注目」は勇気くじきになる。

⑩支援者が自分の話をするときには、「アイ・メッセージ」で伝える。

1 勇気づけメンタルヘルスサポートのスキルとマインド

第３章では､勇気づけメンタルヘルスサポートに必要なスキル(技法・技能）を、実践的な面談時のやり取りなどを例に挙げながら説明します。また、マインド（態度や心構え）についてコラム形式で紹介します。

対人関係のコミュニケーションでは、スキルなどを身につけることとともに、そのスキルを使う人がどのようなマインドでいるかが重要です。

ただし、まずは形から入って、あとでマインドが整うこともありますので、先にスキルを身につけることに意味がないわけではありません。

♡図…勇気づけメンタルヘルスサポートのスキルとマインド

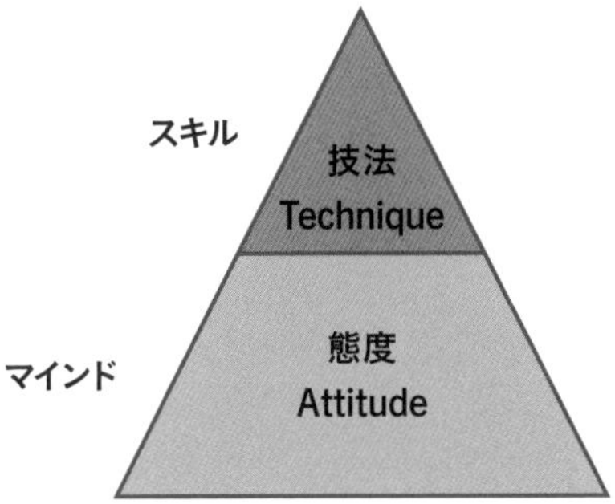

2 面談を始めるにあたって

支援者が面談というかたちでメンタルヘルス不調者に対応することは多いと思います。

ひと言で面談と言っても、その時どきで目的が異なります。上司から支援者に相談するように言われて来ているケースもあれば、自ら相談に来るケースもあります。最初に目的を確認しておかないと、支援者と相談者の間で認識のズレを生じる可能性があります。

♥面談を始める前に最初に伝えておくべきポイント

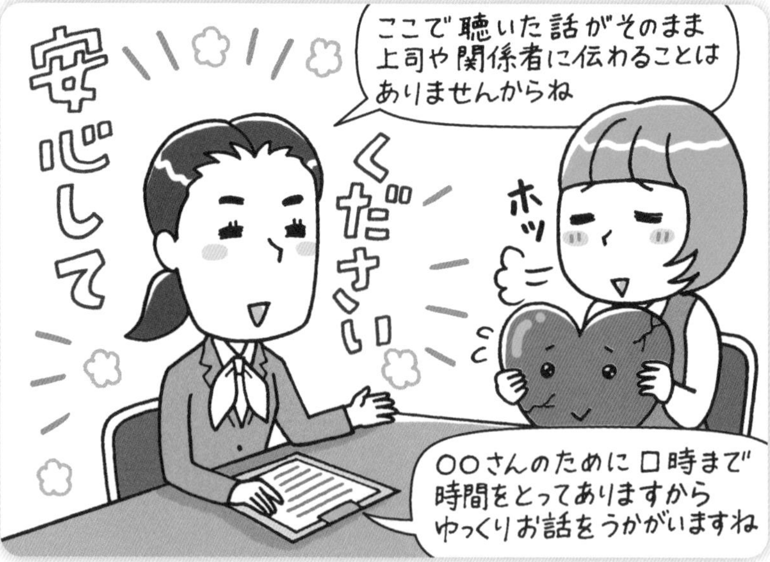

面談を始めるにあたっては、「今日の面談の目的についてどのように認識していますか？」などと**最初に相談者に目的を確認しておくと、支援者と相談者との間で認識にズレが生じず、面談がスムーズに始められます。**

私も、てっきり心の不調の相談だと思っていたら、まったく違う内容だったということがありました。

そのほか、**最初に伝えておくべきこととして、守秘義務の確認やおおよその面談時間なども忘れないようにしましょう。**

Keyword

心理的安全性

心理的安全性（psychological safety）は心理学の専門用語ですが、簡単に言うと「安心して本来の自分をさらけ出せる、リラックスして自分のままでいられる」という意味です。

また、世界的に有名な IT 企業 Google の調査でも、「心理的安全性の高いチームはとくに生産性が高い」ことがわかりました。

生産性だけでなく、**互いを勇気づけ合う協力的な対人関係にも心理的安全性は不可欠です。つまり、「こんなことを言ったら支援者からあきれられないだろうか？」「心の不調になるなんて、悪い評価をされないだろうか？」と、相談者が不安を感じながら面談していては、相談者自身の考えがなかなかまとまらず、本音を話してもらうことは難しいものです。**

支援者が心理的安全性を感じられる場をつくれるかどうかが、支援が成功するかどうかのポイントとなりますので、支援者自らがどうすればリラックスできるかを、考えてみてください。

3 「ありがとう」がいちばんの勇気づけ

相手の貢献的な態度に注目し、日頃から感謝を伝えることがいちばんの勇気づけになります。なかでも、**「ありがとう」を伝えられると、「自分は役に立っているな」と貢献感がもてます。**ありがとうは、シンプルで、もっともパワフルな勇気づけの言葉となります。

「ありがとう」を伝えるのは苦手という人も少なくありませんが、特別なことがなくても、感謝を伝える機会は日常にあふれています。

♥「ありがとう」を伝える機会はあふれている

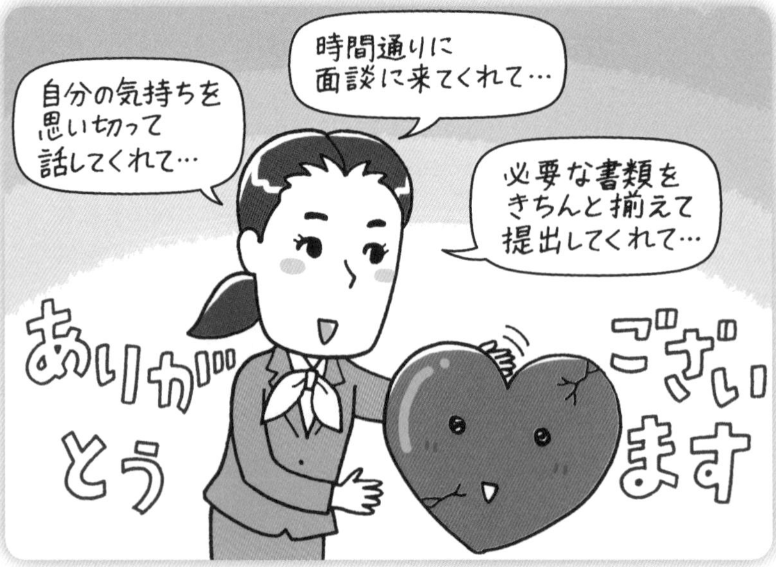

ありがとうは、「有り難い」という言葉からきていて、「あることが難しい」という意味です。ですから、有り難いの反対は「当たり前」となります。

よく考えてみると、地球上の全人口の中で、私たちが人生で出会う人はたいして多くはありません。同じ会社で働き、あなたを信頼して相談に訪れる人たちは、「袖振り合うも多生の縁」以上のご縁がある人なのは間違いないでしょう。

仕事だから当たり前というように、なんでも当たり前と感じてしまうと、感謝の気持ちはわいてきません。少なからずご縁のある人が、エネルギーを振り絞って自分に話してくれたことに注目して「ありがとう」を伝えてみてくださいね。

Column

感謝を伝えるときの「ありがとう」と「すみません」

感謝を伝える際に気をつけたいことがあります。感謝を伝える際に、「ありがとう」のかわりに「すみません」を言う人が少なくありません。「すみません」からは、「そのようなことをしていただいて申しわけない」というような謝罪のニュアンスが感じられます。同じ感謝の言葉でも、「すみません」を使うのではなく、「ありがとうございます」と明確に感謝を伝えるほうが勇気づけのメッセージとして伝わります。

4 聴き上手になる

聴く技術について説明します。傾聴やアクティブリスニング（積極的傾聴）などもずいぶん一般的になりましたが、感謝を伝えることと同じく、**傾聴もとてもパワフルな勇気づけの技法です。**私も研修の場などで、**感謝と傾聴だけで対人関係はかなり良くなる**とお伝えしています。

「聞く」は単に言葉のやり取りをするという意味です。「聴く」は心という漢字が入っていることから、「心（気持ち）をやり取りするとき」に使われます。**相談者は、面談などで目の前の支援者にしっかり話を聴いてもらえると、「この人は仲間で、自分には居場所があるな、自分には話を聴いてもらえる価値があるな」と感じられます。**

ただし、勇気づけにつながる聴き方にはコツがあります。

①聴く姿勢（座る位置、距離感）

面談のかたちでメンタルヘルス不調者の話を聴く場合は、真正面に座るよりも**90 度になるような位置に座るほうが圧迫感を与えない位置関係になると言われています。**

座る場所に選択肢がある場合は、相手に場所を選んでもらうのもよいでしょう。選択肢を示すことで、相手は「自分は大切にしてもらっている」と感じることにつながり、勇気づけにもなります。

あまり近すぎると圧迫感を与える可能性がありますので、**メンタ**

Keyword

パーソナルスペース

動物と同じように、人間も目には見えない縄張りの感覚をもっています。アメリカの文化人類学者エドワード・ホールは、「相手との親密度によってどれぐらい自分に近寄ることを許せるか」という距離感を4つに分類しました。

①密接距離（0～45cm）：家族や恋人などとくに近しい相手との距離
②固体距離（45～120cm）：友人同士の距離
③社会距離（120～360cm）：初対面の相手や商談時の距離
④公共距離（360cm～）：面接や講演会など個人的ではない関係での距離

ルヘルス不調者との面談時には、120cm程度の距離（社会距離）をとることがおすすめです。

②聴く態度（身振り、姿勢、視線）

私たちは、言葉以外の非言語的な情報からも、相手の気持ちをかなり読み取っていいます（p.78、メラビアンの法則を参照）。

腕組みや脚組みは、心を閉ざしているような印象を与えるため、面談の際には禁物です。座る姿勢はやや前かがみ気味にすると、積極的に話を聴いているのが伝わりやすくなります。

そして、話を聴くときは、体ごと相手に向けて視線も相手に向けます。あまり目を凝視せずに、時折、鼻や口元あたりに視線を下げながら聴くと、相手に圧迫感を与えることなく話をきちんと聴いていることが伝えられます。

♥どんな雰囲気で、どう伝えるのかが重要

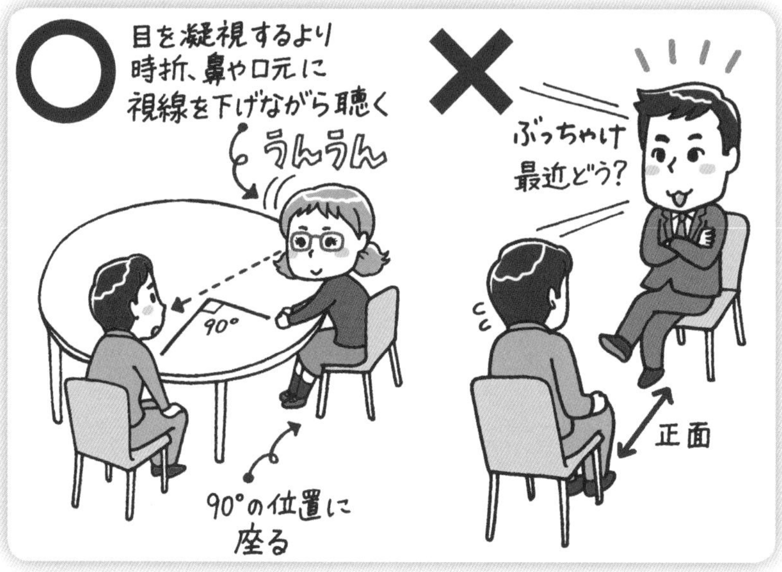

Keyword

メラビアンの法則

アメリカの心理学者アルバート・メラビアンの実験によると、言葉そのものによって伝えられる情報は7%にすぎず、そのほか、声の高さ・大きさ・速さなどの音声情報で伝わる情報が38%、表情や身振り・手振り・雰囲気などで伝わる情報が55%だと言われています。

何を伝えるかよりも、「どんな雰囲気で、どう伝えるかのほうが重要」だということがわかる実験ですね。

③相手にペースを合わせる

面談を自分のペースで進めるのではなく、**話すスピードや声のトーン、声の大きさなどを意識的に相手に合わせてみましょう。**

とりわけメンタルヘルス不調者は元気なときよりも話すスピードがゆっくりだったり、声が小さかったりすることがよくあります。

支援者は、「ふだんの会話よりも話すスピードを落としてやや低めの声で話す」ように心掛けることをおすすめします。

④とにかくじっくり話を聴く

支援者が初対面やあまり面識のない相手の場合、面談に来る相談者は、身構え、緊張し、不安な気持ちを抱えながら、エネルギーを振り絞って面談にやって来るものです。

相談者を勇気づけ、あなたのことを仲間だと感じてもらうためにも、とにかくじっくり話を聴きましょう。

ただし、**面談でじっくり話を聴くこととは、何もしゃべらず沈黙を守るという意味ではなく、「あなた自身の意見や経験談、具体的なアドバイスなどを話さないで、相談者の話を聴く」ことです。**

メンタルヘルス不調者は、自分自身に対して競合的になり、自分のことをジャッジしているからこそ勇気がくじかれているのです。

それなのに、**自分の話を十分に聴いてもらえていない状態で、支援者の意見を聞かされたり、アドバイスをされたりすることは、「今のあなたのままではダメだ」という競合的なメッセージとなり、さらに勇気がくじかれてしまいます。**

私たちは他者の話を聴きながら「次は何を話そう」「自分の経験

が参考になるから話してあげよう」と考えたり、「おもしろい」「つまらない」などと無意識に相手の話を評価したりしているものです。

とくに、相談を受ける立場にいると、「せっかく自分を頼って相談してくれているのだから、何か解決策を提示しなくては」とか「相談者の悩みを解決してあげなくては」という気持ちになってしまいがちです（p.86、メサイアコンプレックスを参照）。

話を聴くことができる時間の長さにもよりますが、最低でも最初の 10 分間は相談者の話をとにかくじっくり聴くことを心掛けてみてください。1 時間程度の面談時間がとれるなら、30 分間ぐらいはとにかくじっくり話を聴けるとより理想的です。

支援者の意見などは話さずに相談者の話をじっくり聴く

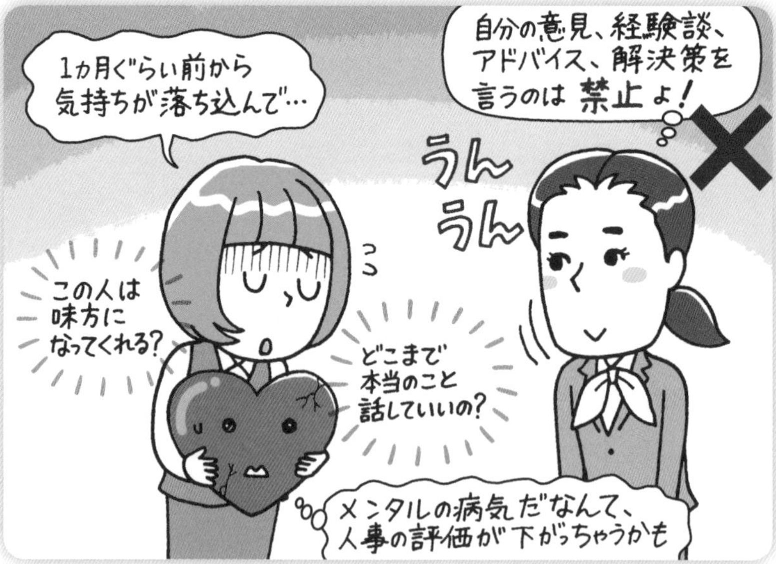

⑤あいづちを打つ

話に合わせて「なるほど」「うんうん」「へぇ、そうなんですね」などのあいづちを打つと、相手は話を聴いてもらえていると感じます。ただし、**あいづちをテクニックとして使うと、話のリズムを狂わせたり、わざとらしくなったりして逆効果です。話を聴いていて、自分の心で感じたことを素直に表現することがポイントです。**

⑥大きくゆっくりうなずく

あいづちと同様に、話を聴きながら首を動かしてうなずくことでも、相手に話をしっかり聴いていることが伝わります。

「うんうん」と小さく軽いうなずきをやたらと繰り返すよりも、あいづちを打ちながらタイミングよく大きくゆっくりとうなずくほうが、相談者は話をしっかり聴いてもらえていると感じます。

⑦伝え返す

傾聴する際には、「相手の言葉をそのままオウム返しすることが話を聴いているサインになる」と言われていますが、単に言葉尻だけをとらえて繰り返す方法は機械的で嫌な感じになることがあります。

相手の言葉をそのままオウム返しにするのではなく、話を聴いていて何度も出てくる言葉、気持ちや感情をあらわす言葉などのキーワードをキャッチして相手に返すようにするとよいでしょう。

伝え返しは testing understanding（理解の確認）ともよばれ、相談者の話をしっかり聴いているメッセージになるのと同時に、自分の理解が相手の話とズレていないかを確認するのにも役立ちます。

♥質問の背後にある相談者の想いに共感してみる

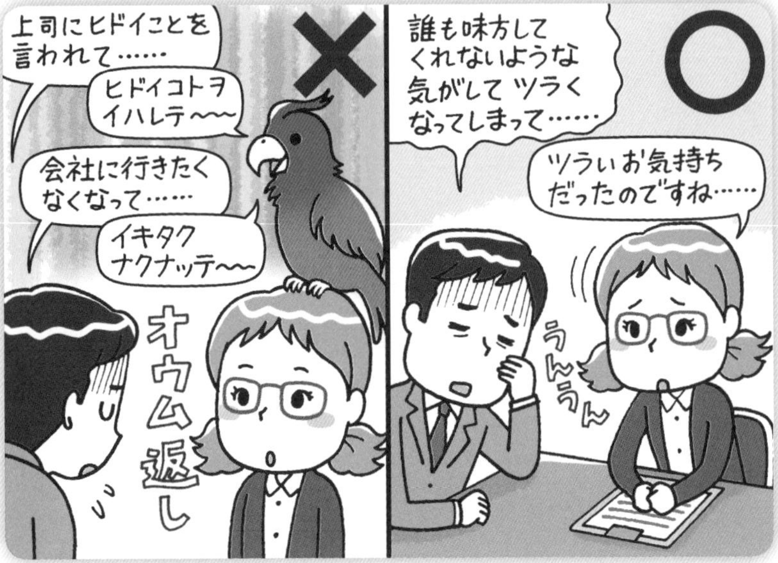

相談者の話を聴きながら、時折「〇〇という理解でいいですか？」「私は〇〇のように感じましたがどうですか？」というように気持ちやキーワードを伝え返ししてみましょう。

また、伝え返しは、相手があらためて自分の気持ちや考えに気づくように促す働きもあります。

⑧話の先を促す「それで？」「それから？」

「それで？」「それから？」などの言葉は、相手の話を促すのに役立ちます。うなずきながら「なるほど、それで？」「へぇ、それから？」というような感じであいづちと組み合わせるとよいでしょう。

⑨質問する

話の流れに沿ってタイミングよく質問することは、相談者の話を促すことにつながります。ただし、**単に支援者自身が知りたい「話の流れとは関係のない内容」を根掘り葉掘り質問すると、尋問や事情聴取のような雰囲気になります。**ややもすると相手に圧迫感を与えてしまい、相談者を追いつめてしまうかもしれません。

質問の方法は、次のようにオープンクエスチョンとクローズドクエスチョンに分けられます。

Keyword

オープンクエスチョンとクローズドクエスチョン

①**オープンクエスチョン**：「はい」か「いいえ」で答えられないような質問で「どんなふうに感じましたか？」「どうしようと思いますか？」など、相手に自由に話してもらうことができます。

②**クローズドクエスチョン**：「はい」「いいえ」などひと言で答えることができるような質問のことで、質問を通してこちらの考えを相手に伝えたり、話を整理したりするために用いられます。

オープンクエスチョンのほうが、相談者にとっては、「支援者から関心をもってもらえている、大切にされている」と感じられ、勇気づけへとつながります。ただし、オープンクエスチョンでも、「なぜ（どうして）ですか？」という**WHY型の質問は、相手が問いつめられていると感じたり、批判されていると感じたりすることがあるので、用いる際には注意が必要です。**

明確な理由を自覚せずに行動したり選択したりすることは誰にでもよくあるもので、そのため、「なぜ（どうして）そんなことをしたのですか？」という質問も相談者を戸惑わせてしまうことがあるので、WHY 型の質問は、面談に慣れるまでは控えておくほうが無難でしょう。

⑩要約する

話を聴いていると、自分の関心で質問してみたいことが出てくることもあると思います。

そんなときに、⑨の「質問する」と併せて、「要約してから質問する」と、相談者が支援者に話をしっかり聴いてもらえていると感じられるだけでなく、支援者も確認したいことを聞きやすくなります。

Column

クローズドクエスチョンで質問する際のコツ

慣れるのに練習が必要ですが、例を挙げて説明します。「仕事中にイライラしやすくなった」と話す相談者に、支援者であるあなたは「それはいつから？」とクローズドクエスチョンの質問をしたくなったとします。

支援者の関心とタイミングで単に「それはいつから？」と質問すると、下手をすると尋問調に受け止められるおそれがあります。しかし、「業務量が増えてから、仕事をしていてイライラしやすくなったことに気づかれたのですね。それはいつからですか？」というように、**相手がそれまでに話したことを要約してから質問すると、相談者は支援者に自分の話を聴いてもらえていると感じることができ、さらに支援者の聞きたいことが確認しやすくなります。**

⑪相談者からの質問への対応

面談中に相談者から質問が出ることがあります。具体的なアドバイスを求めてくるだけでなく、ときには相談者のプライベートなことや人生経験、また個人的な意見をたずねてくることがあります。

質問する背景のひとつに、「自分に関心をもって、承認してほしい」という相談者の欲求があります。承認欲求は誰もがもっていますが、**メンタルヘルス不調者は勇気がくじかれているので、自分自身にOKを出すことが難しく、とくに他者からの関心や承認を必要とします。**

したがって、**質問には、そのまま回答するのではなく、その背後にある相談者の表現したい想いに共感してみることです。**

⑫会話の中の沈黙を大切に

会話の中で沈黙があると気まずく感じる人もいるようですが、**メンタルヘルス不調者との面談時にはとくに沈黙の時間が重要です。**

深く内省したり、自分の中で考えをまとめたりしていることも多いので、**もしも相手が黙ってしまっても焦って何かを言おうとするのではなく、相手の表情や様子を観察しながらゆっくり次の言葉を待ってみてください。**私も面談の中で沈黙の時間を大切にして、相手から言葉が出てくるのをじっくりと待つようにしてから、より深いレベルの話が聴けるようになりました。

「傾聴」は奥が深く、確実に習得するにはかなりの訓練が必要です。興味があれば、参考文献一覧（p.193参照）に挙げた傾聴に関する本を参考にしてください。著者も定期的に講座を開催しています（p.205、著者のWebサイトを参照）。

Keyword

メサイアコンプレックス

メサイアとは救世主の意味で、「自分がなんとかして助けなければ」「人の役に立たねば」と過剰に気負いすぎてしまう状態をメサイアコンプレックスと言います。**対人援助では、メサイアコンプレックスの状態に陥りやすいので注意が必要です。**

人の役に立ちたいという思いは尊いものですし、メンタルヘルス不調者への支援も日々そんな思いでがんばっていることと思います。

しかし、メサイアコンプレックスでは「自分が救われたいから他人を助ける」「人を助けることで自分の存在意義を確認する、優位に立つ」などが**「悪意なく無意識の目的となっている」ことがあり、自分のエゴのために人助けに依存している状態とも言えます。**

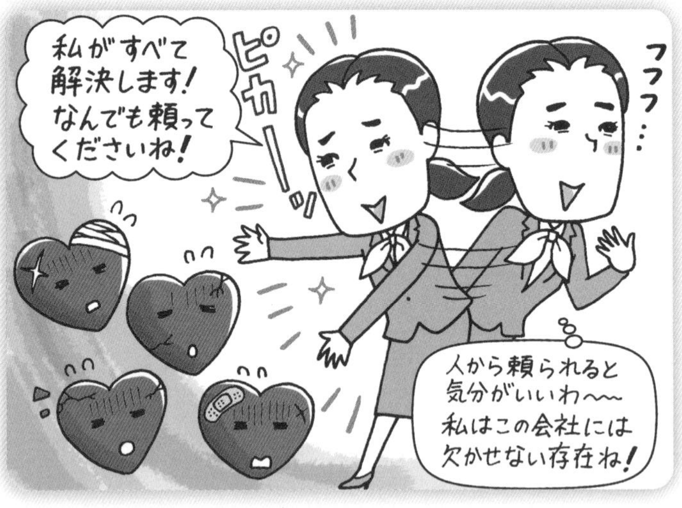

5 共感する

技法ではありませんが、傾聴のベースとなる共感について説明します。共感が大切だとはわかっていても、メンタルヘルス不調者の話を聴いていると、自分とは感じ方や考え方が違っていて、「まったく理解できない相手にどうやって共感するの !?」と戸惑ってしまうことがあるかもしれません。

共感は、相手の気持ちや感情がわかることも大切なのですが、勇気づけメンタルヘルスサポートで重視している共感とは、「相手の考え方、置かれている状況、相手がどんなことに関心をもっているか」などに対して、対等な立場から関心をもつことをいいます。

共感できないと思えるときには、どこかで相手を競合的に裁いている可能性があります。

「その人がそういう考えをもっていたり、キャラクター選択をしたりしているのは、その人なりに理にかなったわけ」があるのです。それらに思いを馳せて、**「相手の関心事に対して関心をもつこと」が協力的に共感することです。**

相手の考えに共感してしまったら、「自分の考えがなくなって、相手の言いなりになってしまう」と言う人がいますが、**共感とは相手の関心事に対して関心をもつことなので、相手の考えや感じ方に100％賛同しなければならないという意味ではないのです。**

Keyword

共感・同情・同意の違い

- **同意**：相手の考えや意見に賛成し、「私も同じ意見です」と意思表示すること。
- **同情**：相手がどんな状況や気持ちでいるのかは関係なく、自分の価値観で相手の状況や気持ちを評価し、「かわいそう、こんな状況になって大変だね」などの競合的な構えでかかわる。上から目線のニュアンスが含まれる。
- **共感**：相手の置かれた状況や相手の関心事に関心をもち、「なるほど、あなたの立場から見たら、その言い分はもっともかもしれない」と理解する。同時に、仲間としての対等な立場から「自分にできることはなんだろう？」と協力的な構えでかかわる。ヨコから目線で、相手にはこの状況を乗り越える勇気があると信頼する。なお、**共感を示したうえでなら「私は別の意見をもっている」と相手と違う意見を示してもよい。**

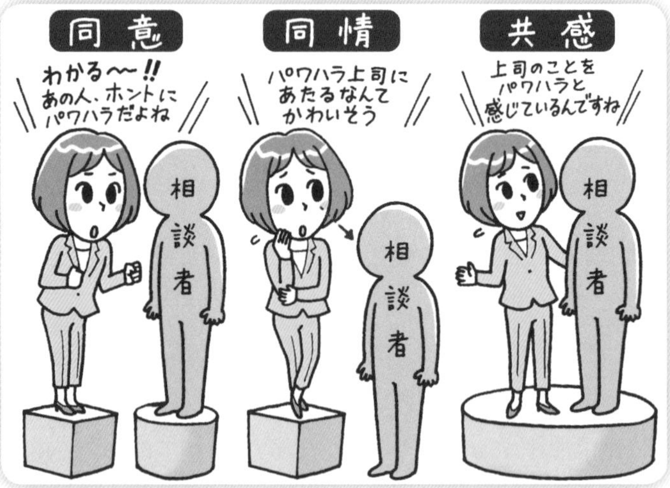

6 それは誰の課題？「課題の分離」

6と7で説明する「課題の分離」「協力と目標の一致」は技法ではなく、良い対人関係をつくるための考え方や方法論です。

①「それは誰の課題か？」という視点で出来事を観察する

対人関係でトラブルが起こるときは、往々にして「他人の課題に断りもなく踏み込みすぎている」「頼まれてもいないのに、勝手に手出し口出ししすぎている」ものです。とくに、支援者の立場にあると、「困っている人のために、何かしてあげられることはないか？」と考えて、過保護や過干渉になりがちです。

アドラー心理学では、他者とかかわる際に、とくに何かを協力してやっていきたいときや支援をしたいときに、「それは誰の課題で、最終的にその課題の責任は誰が引き受けるのか？」という視点で物事や出来事を観察します。これを「課題を分離する」と言います。

心や身体的な病気では、誰かが代わりに治療を受けるわけにはいきませんよね。したがって、「必要な治療を受け、体調に合わせて仕事をセーブする、もしくは回復に向けて療養する」ことは本人の課題であることは間違いありません。

ある人が病気であることを聞きつけた支援者が、本人から頼まれてもいないのに、「勝手に仕事をセーブしてほしいと部署に働きかけたり、医療機関を受診するための予約をしたりする」ということは、他者の課題に踏み込みすぎていることになります（実際には、個人情報保護の観点から、このような例はあまりないとは思いますが、解説上のフィクションとしてご理解ください）。

課題を分離すると、自分と他者の課題を分けて考えられるようになります。

断りもなく他者の課題に踏み込んで支援して、対人関係がこじれてしまう危険性が減ります。自分の課題に集中できると、必要に応じて分担を決めて協力し合うこともできるようになります。

また、**課題を分離することで、相手との間に精神的な境界線（バウンダリー）を引けるようになり、他者の課題に精神的に巻き込まれてしまって自分のほうが精神的に疲弊する可能性が減ります。**

②課題の分離は協力するためのスタート

研修などで「単に課題を分離しただけでは、これはあなたの課題だから私には関係ないとドライな態度に受け止められてしまい、相手との関係が壊れそうな気がする」という質問を受けることがあります。

たしかに、「これはあなたの課題。こちらが私の課題」と課題を分離するだけで終わってしまっては、かえって互いの距離を遠ざけてしまう結果になりかねません。

課題の分離は、実は協力をするためのスタートなのです。次ページの「目標の一致」も参考にしてほしいのですが、**課題を分離したあとに、その人自身が課題に向き合い、乗り越えられるように勇気づけていく、というプロセス全体に意味があります。**

まだまだ
あります！

注目の新刊！

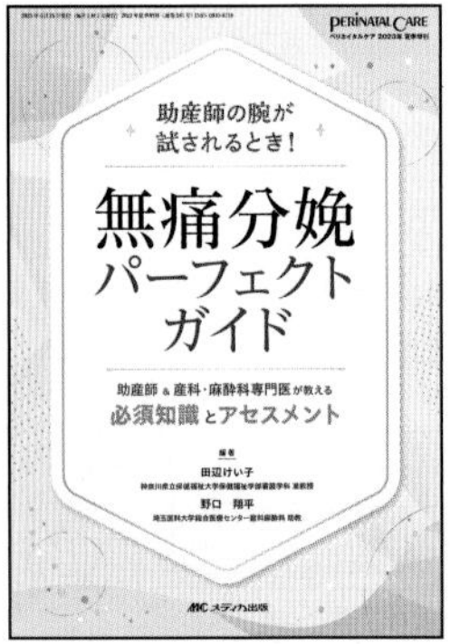

新刊 助産

ペリネイタルケア2023年夏季増刊
無痛分娩パーフェクトガイド
助産師&産科・麻酔科専門医が教える
必須知識とアセスメント

実践例や図解で
妊産婦サポートがわかる!

■ 田辺 けい子／野口 翔平 編著

●定価4,400円（本体+税10%） ●B5判 ●280頁 ●ISBN978-4-8404-7928-8

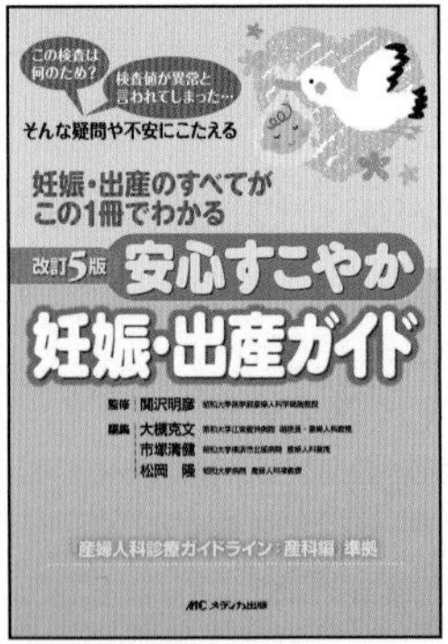

新刊 出産・育児

妊娠・出産のすべてがこの1冊でわかる
改訂5版
安心すこやか妊娠・出産ガイド

妊娠中の検査や病気、
異常を最新知識で解説

■ 関沢 明彦 監修
大槻 克文／市塚 清健／市塚 清健／松岡 隆 編集

●定価1,980円（本体+税10%） ●A5判 ●304頁 ●ISBN978-4-8404-8193-9

好評書籍 おかげさまで、増刷出

救急のキホンがわかるエッセンスが満載！

救急看護

ねころんで読める救急患者のみかた
ナース・救急救命士・
研修医のための診療とケア

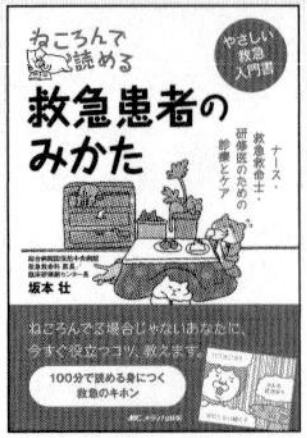

■ 坂本 壮 著

●定価2,200円（本体+税10%） ●A5判 ●160頁
●ISBN978-4-8404-7232-6

明日からのケアを変え

循環器

ナースが知りたい
心不全のキホン
病態と治療を説明でき
ケアに活かせる！

■ 木田 圭亮 編著

●定価3,080円（本体+
●ISBN978-4-8404-6

"ググる"のではなく、"くくって"理解しよう！

整形

超図解で面白いほど
頭に入る
ふんわり 見るだけ
整形外科

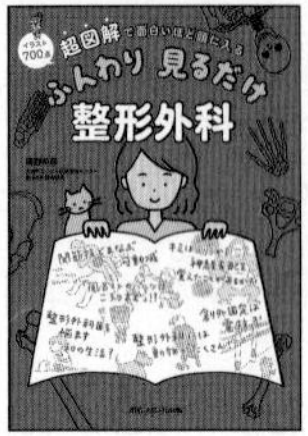

■ 岡野 邦彦 著

●定価3,080円（本体+税10%） ●B5判 ●176頁
●ISBN978-4-8404-7550-1

図解で驚くほどわかる

消化器

消化器外科ナーシング
2018年秋季増刊
手術の流れからケアの
なぜ?が見える！わか
消化器外科
50の術式別術後
イラストブック

■ 馬場 秀夫 監修

●定価4,400円（本体+
●ISBN978-4-8404-6

ポケットにサッと新生児看護のエッセンスを

小児看護

NICU看護
myポケット
マニュアル

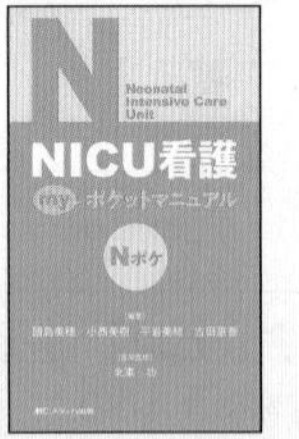

■ 國島 美穂／小西 美樹／
平岩 美緒／古田 恵香 編著
北東 功 医学監修

●定価3,520円（本体+税10%） ●新書判 ●368頁
●ISBN978-4-8404-7272-2

「自己評価ガイドライン

在宅看護

これだけは
おさえておきたい
明日からできる
訪問看護管理
改訂2版

■ 清崎 由美子 編著

●定価3,520円（本体+税
●ISBN978-4-8404-72

マ

看
マ

キ

心理
病床稼働率

●定価3

向上
ブック

研
指導

新人も指導者も
ともに育つ
11のレッスン

●定価2

ご注

すべ
医療従
応援し

7 協力と目標の一致

協力（cooperation）は、「co（いっしょに）」「operation（運営、作業、作戦）」から成り立っていて、「目標を決めるところからいっしょに行い、目標に向かって力を合わせて協力する」という意味です。

前提として、前節の「課題の分離」を行ったうえで、「この目標に向かって協力していこう」と目標を一致させる必要があります。

このとき協力的でないと、課題の分離で「これはあなたの課題だから私には関係ない」と突き放す、また目標が一致していないのに「あなたはこうしたほうがいい、私がこうしてあげる」など過干渉・過保護なかかわりをするかもしれません。

次ページに「課題の分離・目標の一致・共同の課題」を図にまとめました。**課題の分離**（図–①）をしたあとには、「相談者の話をよく聴き、相手の体調、状況、考えていることや希望していることを理解しようとする（図–②**の相談者の話を聴く：傾聴**）」段階が必要です。相手を理解することなしに適切な支援はできません。そして、相手の話を傾聴したうえで、支援者として「**私に何かお手伝いできることはありますか？**（図–③）」と確認してほしいのです。

支援者の仕事で、実務上、このように確認することはほとんどないかもしれません。けれども、相談者から「何か支援してほしいわけではないのです。話を聴いてもらえるだけで心が軽くなりました」と言われたというような経験はあると思います。

♡図…課題の分離・目標の一致・共同の課題

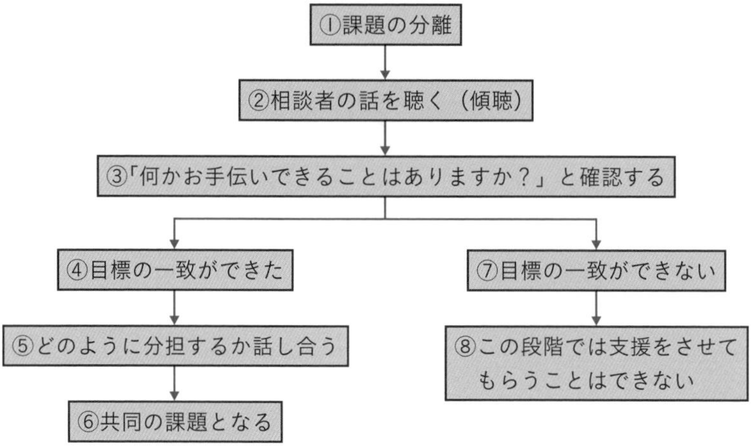

（野田俊作．Passage I.3．アドラーギルド，2005．を参考に作成）

たとえば、相談者の話を聴いて、いきなり「体調が悪いようなら医療機関を受診してみては？」「就業配慮が必要ですか？」などと伝えるよりも、「いろいろとお話を聴かせてくださって、ありがとうございます。私に何かお手伝いできることはありますか？」とまずは確認するほうが、相談者は支援者に大切にしてもらっていると感じられ、安心することができます。

図–③で、何か支援をしてほしいと相談者から意思表示がされたら、次は図–④（目標の一致）です。相談者と話し合って、産業保健スタッフに相談するのか、医療機関の受診を検討するのか、まずは上司に話してみるのか、復職に向けての準備を進めるのか、など当面の方針の決定をします。

目標の一致ができたら、図–⑤（どのように分担するかを話し合う）を行います。相談者の要望があれば、受診する医療機関について調べたり、休業中の過ごし方や復職に向けての準備についてアドバイスをしたりすることもあるかもしれません。休業中に状況を知らせるための連絡方法やその頻度について話し合うことなどもここに含まれるでしょう。

もしも図-③で、**支援の要望があったとしても、「目標の一致」ができなかった場合は、残念ながら現時点では支援者としてのサポートはできないということになります。**

支援者だからといって解決に向けてすぐに何かしようとしなくても、「もしもまた必要だったらいつでも話を聞かせていただきますからね」と伝えておいて、いったんは身を引いて口出しをせずに見守ることが必要なときもあります。

ある程度、支援者としての経験を積んで、円滑に相談者との面談が進んでいる場合は、図-①～⑥の流れに沿っていることが多いようです。反対に、支援が円滑に進まないときは、共同の課題にすることができていないので、次の事態が起こっていると考えられます。

- 課題の分離ができておらず、相談者に感情的に巻き込まれている。
- 十分に傾聴ができておらず、相談者の状況やニーズが理解できない状態で話を進めている、頼まれてもいないのに手出し口出ししている。
- 目標の一致ができていないのに、よかれと思って過保護、過干渉にかかわっている。

8 物事の見方を変えて「リフレーミング」でポジティブにとらえる

リフレーミングとは、考え方や視点の枠（フレーム）を変えてみるという意味です。一見、短所やダメだと感じられることも、別の角度から見てみるとポジティブにとらえることができます。

感じ方やとらえ方に「正しい・間違っている」はありませんが、アンラッキーやピンチに感じられる状況も、リフレーミングでポジティブにとらえたほうが、対人関係はうまくいく可能性が高いのです。

人はそれぞれに感じ方、価値観、ストレスへの耐性が異なるので、メンタルヘルス不調者が不適切な行動をしていても、「自分の気持ちに正直な人なのだな」ぐらいに見方を変えられると、支援する際にイライラすることが減ると思います。

♡表…リフレーミングの例

元の言葉	リフレーミング
●すぐに休むなんて、自分勝手でダメな人	●自分の気持ちに正直な人
●自分に自信がもてない。	●謙虚で慎ましい。
●人の話を聞かない。	●自分に自信をもっている。
●わがまま	●自分のことを大切にしている。
●精神的に未熟	●のびしろがある。
●空気が読めない。	●自分軸をもっている。
●柔軟性に欠ける。	●こだわりがある。

「すぐに休むなんて弱い人、もっとがんばるべき」などの気持ちがあるときは、「強くなければならない、がんばっていないと価値がない」というあなた自身の思い込みが隠れている可能性があります。

心の不調はネガティブなイメージですが、第１章で説明したように「自分らしさから離れてしまっている」「人とつながって生きていけるように人生の舵を切ろう」という人生からのメッセージとも受け取れ、自分とも他者ともうまくつき合っていけるチャンスです。

心の不調をリフレーミングしてみると、自分らしい生き方をつくっていくためのきっかけとも考えられるのです。

♥リフレーミングで、復帰した部下に勇気づけの言葉掛けをする

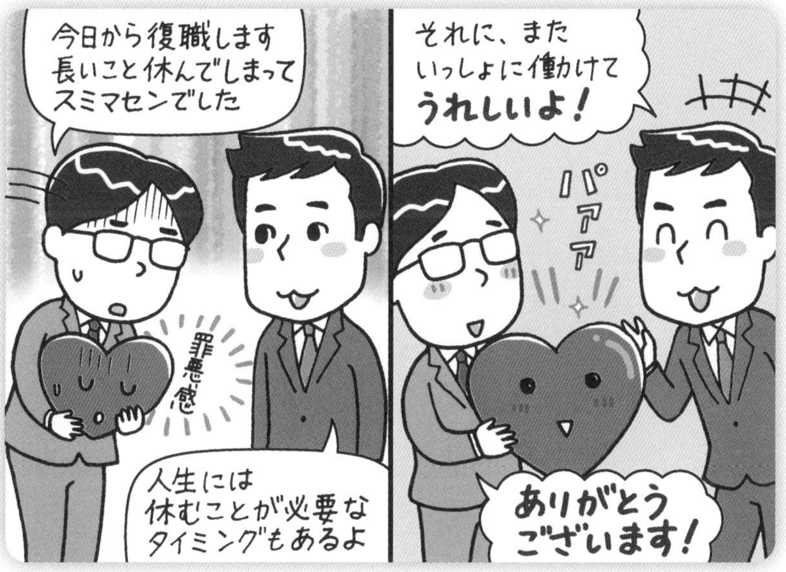

9 相手の意思（想い）を確認しながら進める「意思カクニン」

メンタルヘルス不調者と面談していると、何を考えているのかよくわからないとか、本音がわからないように感じることがあるかもしれません。

考えがうまくまとまらないというのは、メンタルヘルス不調のサインのひとつでもあるのですが、**復職を視野に入れるような段階にまで回復しているはずなのに、復職後の希望を明確に伝えられない人は珍しくありません。**

そんなときに私は「全部の希望を聞けるかどうかは約束できませんが、希望は伝えておかないと届かないですからね。言えるときに言っておいたほうがいいですよ。なんにも前提条件がなくて、本当に自由だとしたらどうしたいですか？」とたずねています。

すると中には「もっと自宅に近い事業所で働きたいです」とか「正直に言うと、部署異動ができたらいいなと思っています」などと自分の考えや気持ちを伝えてくれることがけっこうあります。

もちろん会社としてすべての希望を聞くことは現実的ではないと思いますが、「本当はどうしたい？」とたずねることで、相手が大切にしている価値観、優先順位などを把握することができ、復職後のサポートがスムーズに運びます。

10 まずは、できていることに注目する「正の注目」

私たち日本人は、子どもの頃からできていないところやダメだと思われるところ、改善の余地があると思われるところをできるように改善していく、というスタイルでの「教育」や「指導」に慣れ親しんでいます。

最近の新しい教育法には「できるところ、得意なところを伸ばそう」というものもあるようですが、現在、社会人として働いている世代では、まだまだ「できないことを克服できるようにがんばる」という教育を受けてきたという人が多いでしょう。

できていないところばかりを競合的な態度でジャッジする、いわば「負の注目」をしているとも言えます。

勇気づけメンタルヘルスサポートでは、当たり前のことや、すでにできていることに「正の注目」をしていきたいのです。

他者から正の注目をしてもらえると、「この人は仲間だな、今の自分のままでいいのだな」と感じることができ、私たちにとって大きな勇気づけになります。逆に負の注目をされると、「この人は仲間ではない、今の自分のままでは役に立たないのだ」と感じてしまい、勇気がくじかれます。

具体的な正の注目と負の注目について、次の表にまとめました。

♡表…勇気づける態度と勇気をくじく態度

勇気づける態度	勇気をくじく態度
①長所や良い点に適切に注目する。	①欠点やダメな点ばかりに注目する。
②行為や行動と人格を分けて考える。	②行為や行動だけでなく、人格まで否定する。
③結果だけでなく、がんばったプロセスも重視する。	③どんなにがんばってもプロセスは重視せず、結果のみで評価する。
④加点主義で、できるようになった部分に注目する。	④減点主義で、満点の状態から足りない部分ばかりを指摘する。
⑤比較するとしてもほかの人とではなく、以前の自分と比較する。	⑤ほかの人との比較を重視し、勝ち負けや上下関係で評価する。
⑥失敗することは挑戦した証であると考える。	⑥成功することが絶対的に正しいことだとされ、失敗は許さない。
⑦無理のない目標を設定する。	⑦高すぎる目標を設定し、現状の自分とのギャップに劣等感を抱き、勇気がくじかれやすくなる。
⑧自分の選択のなかで最善を尽くそうとする。	⑧過去に選択しなかった選択肢を美化して、自分の選択に後悔ばかりする。
⑨何事に対しても主体的にうまくいく選択肢を探し、選び取っていく（楽観的）。	⑨主体的に別の選択肢を探すことをあきらめる（悲観的）。
⑩「正しい・間違っている」のように白・黒を決めるのではなく、第三の道、グレーを探そうとしたり、相手と今、いっしょにできることはなんだろうと考えたりする（協力的）*。	⑩「正しい・間違っている」「良い・悪い」と相手を裁いて白黒を決めたがる（競合的）*。

*アドラー心理学では、協力的であるか、競合的であるかという態度、構えを重要視します。

（上谷実礼．ナースのためのアドラー流勇気づけ医療コミュニケーション．メディカ出版，2019，24-5．より引用改変）

メンタルヘルス不調者に対応する中で経験するであろう出来事に対して正の注目をするとこのような言葉掛けができます。併せて感謝も伝えられると大きな勇気づけになります。

具体的に、正の注目での声掛けの例を「休業前」「休業中」「復帰後」でまとめましたので、実践してみてください。

♡表…休業前の正の注目の例

相談内容＆出来事	正の注目の声掛け
仕事の悩みや体調不良について相談を受けたとき	倒れる前に相談しにきてくれて、ありがとうございます。
メンタルクリニックに通っていることを打ち明けられたとき	私を信頼してお話ししてくれて、ありがとうございます。
メンタルクリニック受診を渋っていた相談者が、支援者からの働きかけで受診することを決意したとき	○○さんが自分を大切にするという決断をしてくれて、私もうれしいです（p.101、11.アイ・メッセージで伝えるを参照）。
相談者から休業に必要な書類の提出があったとき	必要な書類をそろえて提出してくれて、ありがとうございます。

♡表…休業中の正の注目の例

相談内容＆出来事	正の注目の声掛け
相談者が体調や加療状況を知らせる連絡をしてきたとき	いつも定期的に連絡してくれて、ありがとうございます。様子がわかるので助かります。
相談者が体調の回復が思わしくないということを連絡してきたとき	現状を正直にお話ししてくださって、ありがとうございます。また状況が変わるようでしたら、お知らせしてもらえると助かります。
体調が良くなり、そろそろ復職できそうだという連絡があったとき	○○さんから連絡がいただけてうれしいです。ありがとうございます。復職に向けて必要なサポートをさせていただきますね。
復職に向けて準備をしていたのに、直前になって体調が悪くなってしまったので休職を延長したいという連絡があったとき	現状を正直にお話ししてくださって、ありがとうございます。体調が悪いのに無理しないで、○○さんが自分を大切にするという決断をされて私もうれしいです。少しがっかりされるような気持ちがあるかもしれませんが、休みはじめた頃よりはよくなっていることに注目して、あせらずにいきましょうね。
復職面談のとき	時間通りに面談に来てくださって、ありがとうございます。

♡表…復職後の正の注目の例

相談内容＆出来事	正の注目の声掛け
復職後に毎日出勤はできているもののなかなか業務負荷があげられないことを気にしている相談者に対して	まずは毎日きちんと出勤できていることに注目しましょうね。
復職後のフォローアップ面談で、「休んだことで学んだこともありました」と語る相談者に対して	○○さんの気持ちを話してくださって、ありがとうございます。サポートをさせていただく中で、○○さんのお話を伺って、私にも学びがありました。
復職後のフォローアップ面談で、全体の経過は良好なものの、仕事がつらいとたまに涙が出ることがあると打ち明けた相談者に対して	自分の感情を感じられるようになったのですね。人間だもの、そういうこともありますよ。ボチボチいきましょうね。

Column

SNSの使い方

メールや電話だけでなく、SNS（LINEやMessengerなど）を連絡手段として使うことがビジネスの現場でも一般的になりました。**身近で手軽なSNSですが、SNSを使用した距離感のとり方に悩む支援者はけっこう多いので、メンタルヘルス不調者とのかかわりでは使用しないほうが無難でしょう。**

支援者とメンタルヘルス不調者とのふだんからの関係性にもよりますが、不調に至る前からSNSでの交流があったという場合には注意が必要です。単なる同僚や社内の知人としての立場ではなく、支援者としてかかわることが決まったタイミングで、SNSの使い方や休業中の距離感について一度はしっかりと伝えることをおすすめします。

11 アイ・メッセージで伝える

メンタルヘルス不調者との面談では、しっかりと相手の話を聴くことが大切ですが、**自分の経験を伝えたくなったり、自分自身の考えやアドバイスを伝えなければならなかったりする局面もあるでしょう。**

そんなときには**「私の考えを話してもいいですか？」「私の経験を聞いてもらえますか？」などと前置きをして、相手の了解を得てから話しましょう。**

メンタルヘルス不調者は支援者の考えや経験を聞くために面談に来ているのではありません。自分の話をするために足を運んできているのです。

「私の考えを話してもいいですか？」と前置きをすることで、相手に話を聞く準備をしてもらえるというメリットがあり、またもしも相手があなたの話を聞きたくない場合に聞かない選択肢があることも示すことができます。**選択肢があるということは、相手を大切にしているというメッセージになり、大きな勇気づけとなります。**

自分の考えを伝えるときに、「あなたは○○だよね」と**相手を主語にした伝え方はユー・メッセージとよばれます。あなたを主語にすると「あなたは良い・悪い」と裁く競合的なメッセージになりがちで、相手の勇気をくじくことにつながります。**

反対に「私は○○だと思う」と**自分を主語にして自分の意見とし**

て伝える言い方はアイ・メッセージとよばれます。

私を主語にすることで、「これはあくまでも私の意見、考えにすぎないのだけど」という意味を込めることができ、相手は自分の立場や考えを尊重してもらっていると感じられ、勇気づけにつながります。

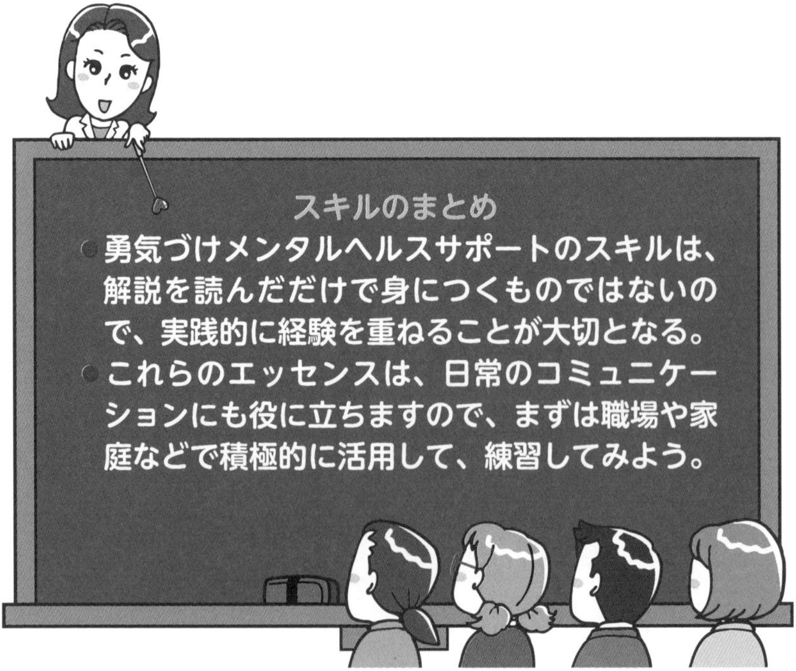

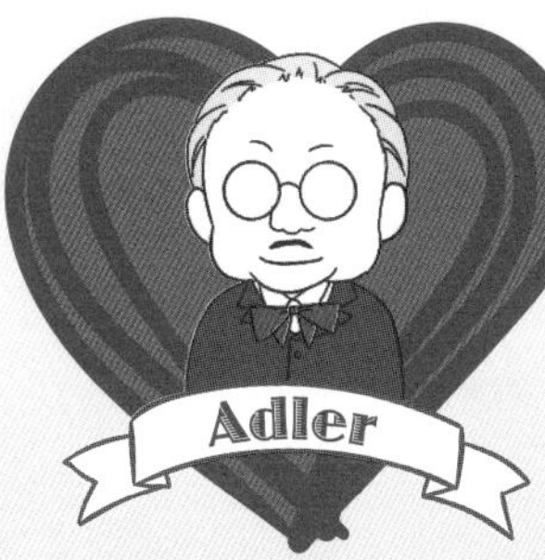

第4章

メンタルヘルス不調者とのかかわりで、すぐに活用できる対応事例20

第４章では、職場で起こる身近な事例をもとに、メンタルヘルス不調者本人の悩み、上司や支援者の悩みについての対応や解決の方法を紹介します。

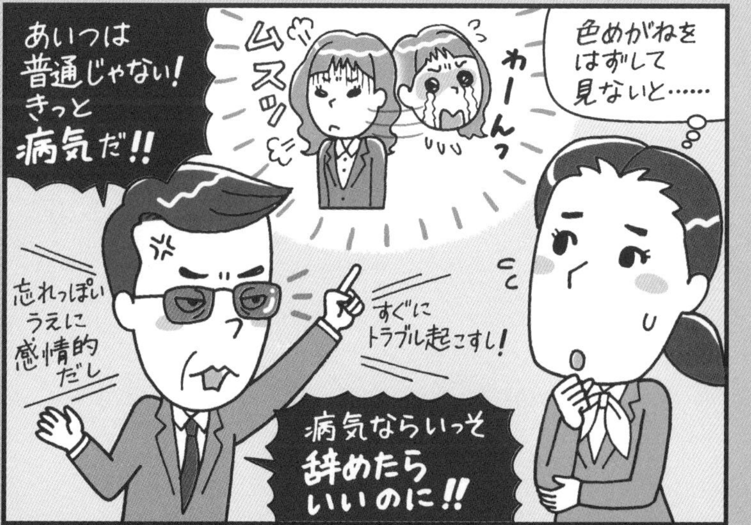

主な登場人物

総務部所属の人事担当者

花咲《はなさき》ゆい　**入社8年目の社員**

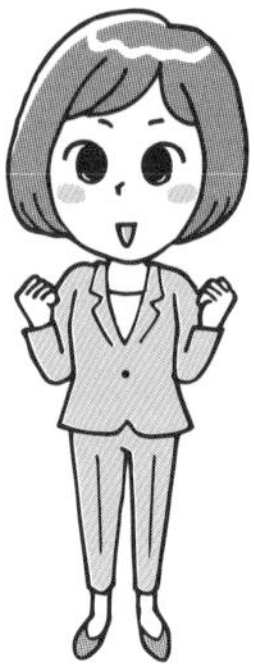

中小規模食品メーカー（産業医は非常勤で月１回出務、保健師はいない）の総務部に所属。さまざまな雑務をこなしながら、１年前から、事業所内のメンタルヘルス推進担当を兼任し、戸惑いながらも、メンタルヘルスの不調に悩んでいる従業員の対応をしている。理想や目標に向かって生きるがんばりやさん。親切で面倒見がよいが、人にも同じようにがんばりを強要しがち。メンタルヘルス不調者が甘えているように感じてしまって、たまにイライラすることもあり、「こんな自分でいいのかな」と悩んでいる。

人事部所属の産業保健師

世《せ》良《ら》さとこ　**社会人歴20年で転職6年目の常勤の産業保健師**

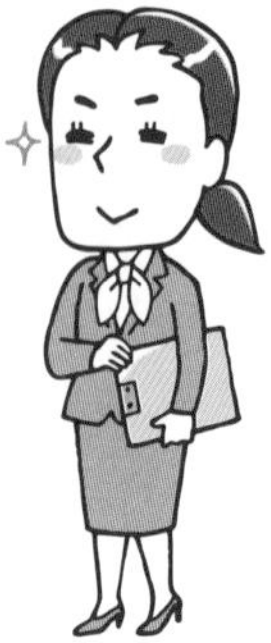

大規模小売業（産業医は非常勤で月２回出務）の人事部に所属。産業カウンセラーの有資格者で、入社以来メンタルヘルス不調者を担当しているが、いろいろ対策を講じてもメンタルヘルス不調者の発生率が下がらないのが悩み。マジメで仕事熱心。健康管理だけでなく健康経営（従業員の健康管理を経営課題とし、戦略的に取り組む経営手法）などの取り組みにもかかわっている。人事スタッフともうまくつき合っており、社内の専門職として頼りにされている。

営業部所属の中間管理職

和泉《いずみ》まさと　入社17年目の社員

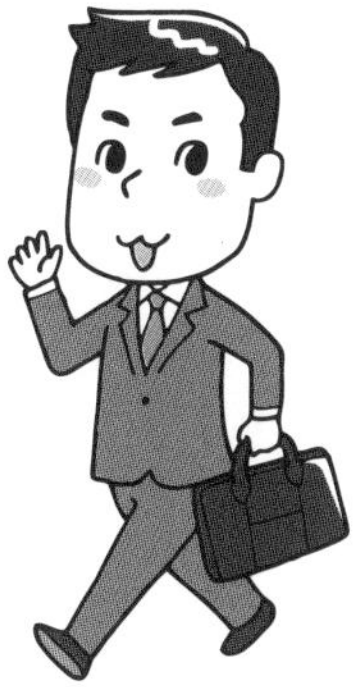

中規模化学メーカー（産業医は非常勤で月１回出務、非常勤の保健師が週１回勤務）の営業部に所属。自部署のスタッフに、メンタルヘルス不調者が増えてきたので、メンタルヘルスについて勉強をしなければならないと考えはじめたところ。明るくおおらかな性格。営業の仕事が大好きで、売り上げの数字が悪いと気持ちが落ち込むこともあるが、「売り上げがよければ、ゴキゲン」と考えているので、本音では、どうしてメンタルヘルス不調になる人が増え続けているのか理解し難いと感じている。

ベテラン産業医

ミレイ先生

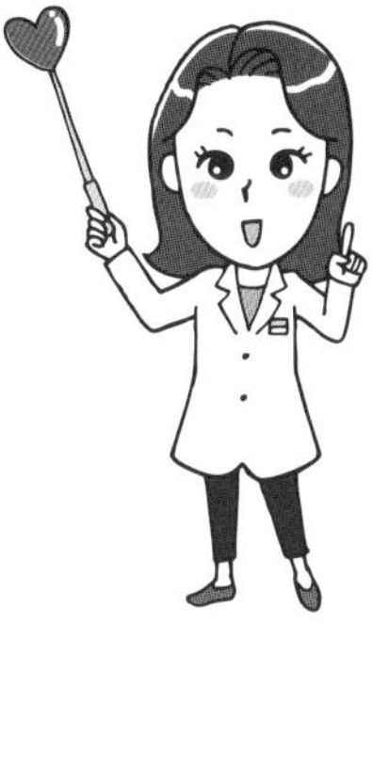

本書の著者。経歴16年のベテラン産業医で、これまでに50社以上を担当した経験がある。アドラー心理学のほかにも、認知行動療法やゲシュタルト療法、東洋哲学などにも幅広く精通しているメンタルヘルスや心の専門家。「自分らしく生きることは社会への貢献にもつながる」と熱く語る情熱家でもある。働く人の健康サポートをするほか、人々が最大限に、100%の自分自身を生きていけるように、「働く人に心の学びを」をテーマに研修や勉強会、個人セッションなどを通して、心のしくみ、心理学、コミュニケーションについて、わかりやすく人々に伝えている。

事例 01　メンタルヘルス不調者本人の悩み

効率が悪く、なかなか仕事が終わらないことを悩んでいる

不調者　A さん　30 歳女性（自己否定・自己犠牲ぎみ）　支援者　花咲《はなさき》ゆい

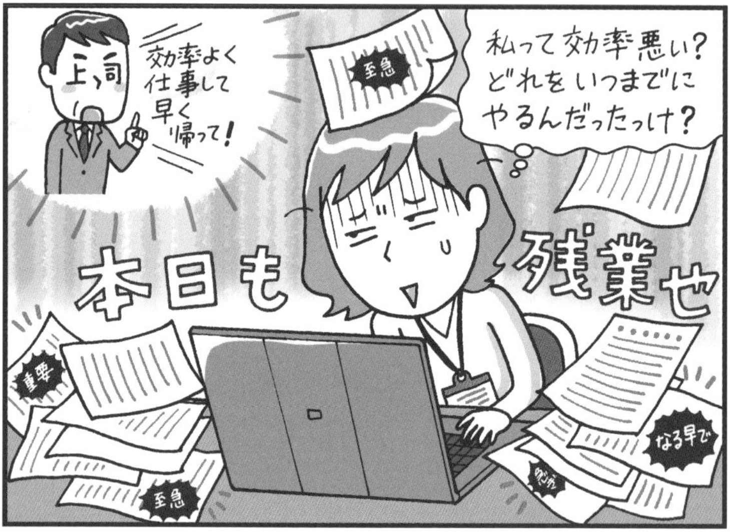

半年前から業務量が増え、残業続きで睡眠時間も削りがちという A さん。働き方改革の影響もあり、上司からは「効率よく仕事を終えて、早く帰ってください」と伝えていますが、「私がダメなせいで、仕事が終わらない」と、家にも仕事を持ち帰っている様子です。たしかに忙しい部署ではあるものの、A さんだけが特別仕事量が多いわけでもないようです。サービス残業は会社としても問題ですし、このままでは A さんが倒れてしまいそうです。どうアドバイスしたらよいのでしょうか。

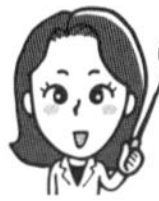

ミレイ先生の 勇気づけアンサー

Ａさんの「与えられた仕事をしっかりこなさなければ」という姿勢は立派です。きっと、とてもマジメな人なのでしょう。しかし、仕事を持ち帰り睡眠時間を削るような、度を超えた無理な働き方を続けていると、いつか身体を壊してしまいます。

このように、**自分を犠牲にしてしまう人に「効率よく仕事をこなしてください」「早く帰りなさい」などと正論を正面から提案しても、聞き入れてもらうのは難しいかもしれません。それができないから相談に来ているのだと理解しましょう。**

自己犠牲を払っている人は、勇気がくじかれている人です。所属するために、自分らしさを犠牲にしています。逆を言えば、「自分を犠牲にしなければ人とつながれない」と無意識に信じているため、**「がんばれないときもある」という、ありのままの自分を否定している状態とも言えます。**

このような人たちは強い劣等感をもっていることが多いです。Ａさんのビリーフ（性格特有の考えや思い込み）は、「人に迷惑をかけてはいけない」「つねにがんばっていないと自分には価値がない」といったもので、**人に自分が困っている状況を開示することができず、自分だけで何事も抱え込んでしまう傾向にあります。**

そこには「いい子でできる子」であることを求められすぎることで、勇気をくじかれた幼い頃の環境があるのかもしれません。

なにはともあれ、**まずは「大変ですね」「よくがんばってこられましたね」と、相手に共感してみましょう。それだけでもＡさんは安心し、支援者の言葉に耳を傾けてくれるようになっていきます。**

そして、そこまでしなくても「周囲は助けてくれる」「仕事は自分だけで抱え込まなくてもいい」ということをしっかり伝えてみましょう。

支援側が当たり前と思っていることでも、あらためて「言葉」で伝えてみると相談者には響くものです。

そこから現実的な対応をいっしょに考えていきます。

「上司や同僚には相談しているのか」「仕事を減らしてもらうことは可能か」「人事としてサポートできることはあるか」。

今回のように「行き詰まったときは、やらなくていいことをあぶり出すチャンス」ということも伝えて、業務のリストアップと優先順位づけを手伝ってみてもいいかもしれません。一度では難しいかもしれませんので、次の面談をセットするか、時折メールなどでも様子をたずねてみましょう。

まずは、あなたとの関係において「仲間である」と感じてもらえるようにかかわるのです。そして「Aさんには価値があって、自分らしく“ありのまま”であっていいのだ」という思いで、協力的な態度で接してみてください。

勇気づけ

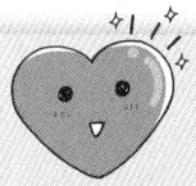

メンタルヘルスサポートのポイント

♥勇気のくじかれた人は、自己犠牲（がまん、がんばり）によって、つながりを維持しようとすることがある。

♥無用な自己犠牲によらない、勇気をはぐくむサポートをする。

♥気持ちが落ち着いてから、現実的な対処をいっしょに考える。

事例 02　メンタルヘルス不調者本人の悩み

より高く設定され続ける目標へのプレッシャーに心が折れそう

不調者 Bさん　35 歳男性（自己肯定・自己否定ぎみ）　支援者 世良《せら》さとこ

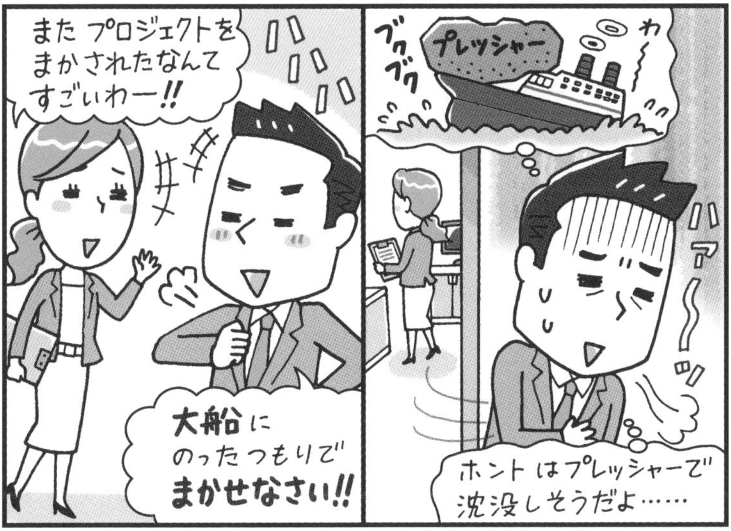

がんばり屋で仕事もできるＢさん。これまで周囲の人たちの何倍も努力して成果を出してきましたが、結果を出して評価を得るたびに、より高い目標が設定されてしまい、今度は実現困難な新規プロジェクトのリーダーに抜擢されました。やりがいや喜びを感じながらも、それ以上に恐れが強くなり、「仕事のプレッシャーに耐えられそうにない、精神的に限界だ」と保健師のさとこさんに相談がありました。

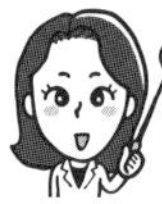

ミレイ先生の
勇気づけアンサー

Bさんのように仕事ができる人というのは、往々にしてその「できる自分という役割を演じてしまう」ことで、周囲からの期待も背負ってしまい、気がつけば自分自身を追い込んでしまいがちです。

事例01と同様に**「仕事を断ってはいけない」、また「仕事ができない自分には価値がない」といったビリーフ（性格特有の考えや思い込み）があると考えられます。「仕事ができている状態の自分」だけを肯定しており、それ以外の自分を否定しています。**

事例01のように「仕事ができていないから、がんばり続けるケース」と、本事例（事例02）のように「仕事はできているが、もっともっとがんばり続けるケース」は、**個々の能力に違いはありますが、同じように自己受容ができていない状態です。**どちらも、自分らしさを犠牲にして、周囲に助けを求めることなく、自分だけで仕事を抱え込んでいます。

まずは、**このままの状態で仕事を引き受けてしまった場合、Bさん自身が「どうなってしまいそうなのか」「もっとも何を恐れているのか」を聴いてみるとよいと思います。**

人の恐れの根幹にあるのは、「所属から外れる恐れ」であることが多いので、Bさんは「できないダメなヤツと思われ、人とのつながりや信頼を失うこと」を恐れている可能性が高いでしょう。

少し時間をとって、「その恐れ自体が本当なのか、周囲に助けてもらったり、やらなくてもいい仕事を切り分けたりすることはできないのか」などについて、Bさんといっしょに検証してみましょう。

そして、**「本当は、自分がどうしたいのか」を言葉で発してもら**

います。歯を食いしばって「断りたい、もう降りたい」といった言葉を封印して働いている状態だと想像できますので、「断りたい」という本音に触れることができれば、Bさん自身の体の緊張が緩みます。緊張していると視野が狭くなるものです。一度リラックスできれば、そこから、「具体的にどう解決していけばいいのか」を建設的に考えられるようになるかもしれません。

その後は、**Bさんに今まで取り組んできたことを思い出してもらいます。もともと優秀な人なので、これまで同じようなピンチのときに、「それをどう乗り越えてきたのか」「どんな対処ができそうか」などの強みやリソースについて考えてもらうことが、勇気を取り戻す手助けとなります。**

ただ勇気づけて職場に戻すということ以上に、「精神的に限界」という点をしっかり考慮し、本人のメンタル面が本当に厳しそうな場合は、休職を前提としたサポートも必要となってきます。

仕事を継続する場合も、一時的に休む場合も、恐れに寄り添い、理解しようとする態度が、本人の勇気をはぐくみます。

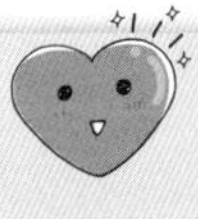

勇気づけ

メンタルヘルスサポートのポイント

♥仕事ができる人は、職務として与えられた役割を背負いすぎて、自分らしさから離れてしまうことがある。

♥自己受容と違い、自己肯定は肯定のための条件（仕事ができる）が達成できなければ容易に自己否定に陥るので、自分の本音に気づいてもらえるようにかかわってみる。

事例03　メンタルヘルス不調者本人の悩み

退職者や部署異動希望者が多い困った上司の部署に配属された

不調者　Cさん　28歳女性（自己否定）　支援者　世《せ》良《ら》さとこ

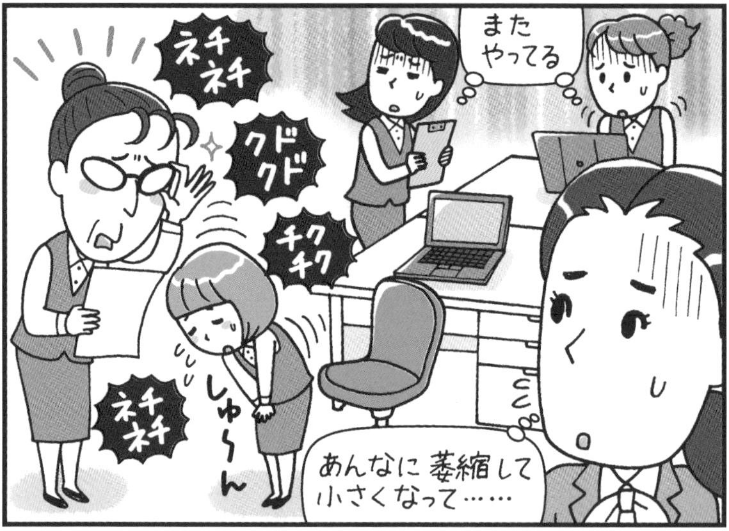

Cさんが半年前に配属されたのは、社内でも要注意と言われている部署です。いわゆる、「やばい上司（問題のある困った上司）」がおり、メンタルヘルス不調による退職者や部署異動希望者が他部署に比べて明らかに多く、人が徐々に流出していきます。その上司は、怒鳴る、暴力を振るうなど、厳重注意をするほどの目立つハラスメントをするわけではありませんが、ネチネチと部下を精神的に追い詰めて潰していきます。Cさんも、不眠や気力低下で欠勤が多くなり、今では心療内科で投薬治療を受けています。部署異動も視野に入れながらも、まずはどのような対応ができるでしょうか。

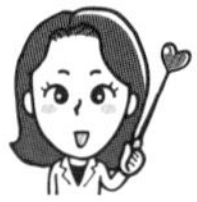

ミレイ先生の勇気づけアンサー

最近はどの会社でもハラスメントに関する研修や指導をしっかり行っているため、わかりやすいパワーハラスメント（パワハラ）は明らかに減ってきたと思われます。ただ未だに、このケースのような扱いにくい事例もたくさん存在します。

理想的には、会社はこのような上司に対して、「部下を育成する力がない点は評価できない」と人事考課の際にキッパリと伝えて、コミュニケーションスタイルに改善を求める必要があります。

しかし、このような上司に限ってなぜか上層部からは評価されていることも珍しくなく、「問題のある困った上司」はなかなかいなくならないのが現実です。

Cさんはすでに心療内科に通っていますので、さとこさんが**産業保健師として支援できることは、まず「体調について正直に話してくれてありがとうございます」とCさんに感謝を伝えることです。そのうえで、病状によっては産業医に相談しながら休職も視野に入れたサポートが必要になってくるでしょう。**

すぐに職場の状況を改善させるのは難しいと思われます。もしもCさんが体調不良の段階にまで至っていなければ、**上司を変えようとすることは困難なため、「私の上司はこういう人なんだ」とあきらめてもらい、まずは「自分を守る」「被害を最小限にする」という思考をもつことが勇気づけの方向になると思います。**

ちなみに「あきらめる」とは「明らかに観る」が語源と言われています。

アドラー的に考えると、この上司も勇気がくじかれている人で、自己肯定、つまり「自分は正しい」「自分は間違っていない」という考えが強い人だと思われます。そのため、**自分の考えと合わない人や、思ったように動かない人は攻撃されやすいかもしれません。**

そんな上司に対しては、まずは表面的にでもイエスマン的に言うことを聞くふりをしたり、また余裕があれば、上司の苦手な部分を見つけて積極的にカバーしたりするなどして接していくことができれば、攻撃のターゲットにされる危険性は減ってくるでしょう。

また、**第２章で説明したような「性格がつくられていくしくみ」について、Ｃさんに説明してみるのもよいでしょう。**

心のメカニズムについて知っておくことは、自分の身を守ることにつながります。自分が満たされていて幸せな人は、周囲の人を攻撃しないものです。

上司は勇気がくじかれている人であることを伝え、「お気の毒な人ね」ぐらいに考え、上司の言葉を真正面から受け止める必要はないことを伝えてみましょう。

ほかには、その**上司の下で正常なメンタルで過ごせている同僚に話を聴いてみてもらい、まねをしてもらうのもいいでしょう。**

また会社で自分らしくいられないのであれば、休日を充実させるなど、意識を外に向けてもらう工夫なども必要かもしれません。

どんな時代にも困った上司はいるものです。部下に上司は選べませんので、このような上司に対応するためには、楽観的であることがとくに重要です（p.116、Column 参照）。

勇気づけ

メンタルヘルスサポートのポイント

♥困った上司とのかかわりは、「あきらめる」ことも必要となる。

♥まずは「自分の身を守る」という考えにシフトする。

♥心のしくみについて理解し、上司自身が勇気をくじかれている人だと受け止める。

Column

罪悪感には目的がある!?

罪悪感とは、読んで字のごとく「自分は罪を犯してしまった悪い人間だ」と自分自身を裁くような感情のことです。私たちは目的をもって感情をつくり出します（p.25参照）。**罪悪感のベースには、「私は悪いことをしてしまったので十分に反省しています」「だから私を責めないで。仲間はずれにしないで」という想いがあります。**そして、自分の言動を「良い・悪い」と裁く基準は、親や自分にとって重要な人から取り込んだビリーフです。つまり、自分が悪いと思っている、罪悪感をもっている言動は、「もしも自分にとって重要な人が、私の言動を知ったら私は責められるだろう」という思いを含んでいる可能性が高いということです。このように、**罪悪感をもつことには、自分にとって重要な人から非難され、居場所がなくなることを防ぐという目的があります。**

Column

楽観的であること（楽観主義）

選ぶことができない上司や業務など、職場ではストレスを感じることがよくあるでしょう。そんなときに、「楽観的であること」は相談者にも支援者にも役に立ちます。

「楽観主義」は英語ではOptimismです。Optという接頭語は、選択を意味するOptionに通じると言われています。つまり、**楽観主義とは、数ある選択肢の中からよいもの、未来につながるもの、解決につながるものを探そうとする能動的なあり方なのです。**

「リフレーミング」（p.94）にも関連しますが、**どんなにネガティブに思える物事や出来事でも必ず別の視点から見ることができます。**

事例03（p.112）のような上司にあたった場合は、次のように視点を変えることができます。

- この上司を攻略できればどんな上司も怖くない。
- 自分が部下をもつようになったときには、この人を反面教師にしよう。
- どうやったらこんなにイヤな感じが出せるのか、人間観察の練習になる。
- この経験を、将来、自分の部下に話すときのネタにしよう。
- 怒っている上司の顔って動物のラクダに似ていて、笑えるな。

ポイントは深刻になりすぎずに、自分の状況をおもしろがることと未来の自分の立場に立ってみることです。どんな経験でも「自分が成長するための糧にしよう」「この経験から学べることはなんだろう？」と貪欲に意識的に探そうとする姿勢が楽観主義につながり、ストレスへの耐性を上げていきます。

ちなみに、楽観的と似た言葉に「楽天的」があります。**楽天的は何もしないで事態がうまくいくのを待つような受動的な姿勢で、のんきな人とも言えます。**主体的に選択肢を選び取っていく楽観的とは似て非なるものです。

事例 04　メンタルヘルス不調者本人の悩み

セクハラの悩みを訴えてきたが、話を聴くとかなりグレーゾーン

不調者　Dさん　30歳女性（自己肯定）　支援者　世良《せら》さとこ

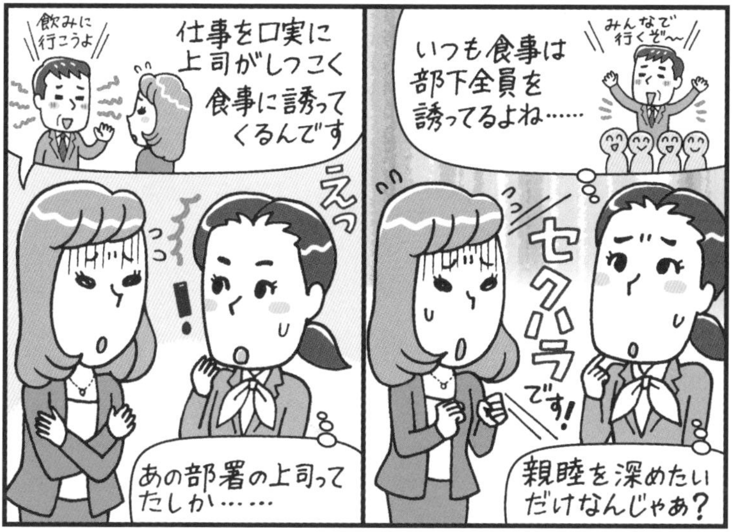

上司から頻繁に食事に誘われ、セクハラで悩んでいると人事部に相談に来たDさん。話を聴くと、上司は部署のメンバー全員と親睦を深めている様子ですし、「プライベートの話をするのは不快だ」という訴えに対しても、聞き流せばいいのにと思ってしまいます。Dさんは、「自分が悩んで心を病んだのは上司のせいであり、セクハラで処罰するか、自分を異動させてほしい」と声高に訴えます。明らかにセクハラと取れるような行為があれば、対処もできますが、思い込みではないかと思われる点もあり、対処に困っています。

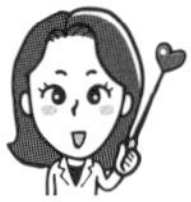

ミレイ先生の 勇気づけアンサー

すぐに「セクハラだ」と訴えるケースは、思い込みが激しい女性によくあります。ただし、**セクシャルハラスメント（以下、セクハラ）は、「本人が不快に感じたかどうか」で決まるので、相手の思い込みだと決めつけず、注意して取り扱う必要があります。**

最近では、セクハラに対する意識が高まっているため、体に触れたり、不快な言葉を投げかけたりする行為は減ってきたと思います。しかし、悪気なく軽い気持ちで、飲み会の席などで、女性からのお酌を期待したり、プライベートな質問（恋愛や結婚など）をしたりしている男性がいるかもしれません。

男性が多い職場ならなおのこと、女性が上司や男性社員を接待する役割などを背負ってしまい、自己犠牲のうえで「やらされている」と感じてしまうこともあるでしょう。

本事例では、支援者のさとこさんが、Dさんを少し偏見の目で見ているように感じます。**支援する側の思い込みが、白を黒にしてしまうことがあるので気をつけましょう。そうならないために、まずは、相談者も上司も「被害者や加害者」にしないことです。**

誰かを悪者にすると、必ず「タテの関係」をつくり上げてしまうので、上司を加害者にしても相談者を勇気づけることにはつながりません。また、相談者を「かわいそうな人」と同情しても、相談者の被害者意識に引っ張られてしまい、これも勇気づけにはなりません。

意識してフラットなヨコの関係で協力的に接するように努めましょう。フラットな目線をもてたなら、まず内容はどうあれ、本人の言い分を聴いてみることです。そのときの基本は「共感」です。

共感は「つらかった」「悲しかった」という気持ちに対してするもので、その人の行動には同意しなくてもいいのです。話を聴いてもらえることは本人への大きな勇気づけとなります。

セクハラ問題では、基本的には異動を考えたいところですが、**過度に偏った言動があるケースでは、父親との不仲や性的被害など、男性に偏見をもつような背景を抱えている可能性もあります。**

そのような場合は、**異動先で同じ訴えを起こす可能性が高いので、異動先でも同じことを繰り返すようなら、これは「自分の内面の問題なのだ」と気づいてもらえるように促したいところです。**

親子関係や過去の出来事に踏み込むことはデリケートな問題であり、セクハラ問題は取り扱いが難しいため、必ずしも自分が解決しなければと思う必要はありません。

私も、セクハラを訴える思い込みが激しいと思われる女性の面談を人事から依頼されて、カウンセリングを行うことがあります。**必要な部分は労働局、弁護士、カウンセラーなどの専門家に任せることを前提に、つねに協力的な態度で接するように心掛けましょう。**

勇気づけ

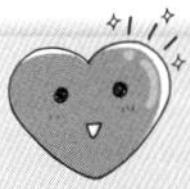

メンタルヘルスサポートのポイント

♥ハラスメント問題では、誰をも「被害者や加害者」にせず、フラットな視点を忘れない。

♥まずは「共感」する。「同意」はしなくてよい。

♥踏み込みすぎず、「餅《もち》は餅屋（労働局、弁護士、カウンセラーなどの専門家）」へ。

Column

ハラスメントの対処と種類

ハラスメント問題におけるメンタルサポートの基本は、まずハラスメントの有無の前に、「本人が勇気をくじかれている」という点に寄り添い、共感してみることです。

事実確認のうえ、事実であれば会社の規定に従って処罰の対象とするのは当然ですが、最初からどちらかを疑ってかかると当事者たちの勇気はさらにくじかれてしまい、よけい話がこじれてしまう可能性があります。また加害側を悪者にしても被害者の自己肯定を助長することになります。

ハラスメントを受けた（と思っている）人は、対人関係を危険なものだと認識しています。だからこそ、安心感をもってもらうということを念頭において接しましょう。

たとえ本人にそのつもりがない場合でも相手を傷つけたり、不利益を与えたりする行為などはハラスメントに該当します。パワーハラスメントやセクシャルハラスメントが有名ですが、ほかにもかなり多くのハラスメントが存在していて、職場で起こりやすいハラスメントを**表****（p.121 参照）**にまとめました。

【参考資料（2020 年 1 月 20 日閲覧）】

1）厚労省 あかるい職場応援団：ハラスメントの類型と種類
https://www.no-harassment.mhlw.go.jp/foundation/pawahara-six-types/

2）厚労省　職場におけるハラスメント対策マニュアル
https://www.mhlw.go.jp/file/06-Seisakujouhou-11900000-Koyoukintoujidoukateikyoku/0000181888.pdf

3）ハラスメントの種類はいくつある？　人事が押さえる５つを厳選紹介
https://achievement-hrs.co.jp/ritori/?p=4493

4）社会人の教科書：ハラスメントの定義とは？全 35 種類の○○ハラスメント一覧
https://business-textbooks.com/harassment32/

♡表…職場で起こりやすいハラスメント例

パワハラ系（会社の力関係によるもの）	
パワーハラスメント（パワハラ）	●職場内で地位の上下や優位性を利用して行われる嫌がらせ。
モラルハラスメント（モラハラ）	●上下関係にかかわらず、悪口や無視などで精神的に加害者のメンタルを追い詰めていく嫌がらせ。
アルコールハラスメント（アルハラ）	●上司が部下に対して飲酒を強要する。
カラオケハラスメント（カラハラ）	●カラオケが得意でない人に歌を強要する。
学歴ハラスメント（ガクハラ）	●学歴（最終学歴や出身校）に対する偏見から、職場内で昇進や待遇などで不当に差をつける。
リストラハラスメント（リスハラ）	●自主退職させるための社内的ないじめ。過剰な仕事や要求を押しつける、ひとり個室で単純作業をさせるなど、不当な扱いをする。
セクハラ系（性別や人種などによる偏見や差別によるもの）	
セクシャルハラスメント（セクハラ）	●女性から男性への行為も含む、性的な嫌がらせ。身体的な接触によるものと、言葉によるものがある。
ジェンダー・ハラスメント（ジェンハラ）	●性別を理由に、能力などの評価を決めつけたり、男らしさや女らしさを過度に強要したりする。
マタニティハラスメント（マタハラ）	●妊娠や出産した女性に関して異動、降格、減給、自主退職の強要など、不当な扱いを行う。
パタニティハラスメント（パタハラ）	●育児休暇や時短勤務を希望する父親に対する嫌がらせ（マタハラの男性版）。
ケアハラスメント（ケアハラ）	●家族の介護をしながら働く人に対する嫌がらせ（マタハラの介護版）。
エイジハラスメント（エイハラ）	●年齢による差別や偏見。年下の上司が年上の部下をバカにしたり、年齢の若さから無能と決めつけたりする。
レイシャルハラスメント（レイハラ）	●人種や民族、国籍などに対する嫌がらせ。
レリジャスハラスメント（レリハラ）	●信仰に対するものだけでなく、宗教上の決まりや行為に対しての否定的発言など、宗教に関係する嫌がらせ。
環境系（職場環境から快適に就業できないようにするもの）	
時短ハラスメント（ジタハラ）	●働きたい人を働かせないことや、時短により自宅での無賃残業を強要するなど、労働時間を減らすことによる嫌がらせ。
スモークハラスメント（スモハラ）	●喫煙に関係するもの。煙や臭いによるものや、喫煙者の休憩時間が非喫煙者より長い場合も当てはまる恐れがある。
スメルハラスメント（スメハラ）	●体臭・口臭、強すぎる香水や柔軟剤の匂いなど、スメル（臭い）により他人を不快にさせるもの。
エアーハラスメント（エアハラ）	●空調の設定温度を過度に上げたり下げたりすることや、空調の風が直接あたる場所での作業の強要など。

事例05　メンタルヘルス不調者本人の悩み

転職した新しい職場の雰囲気になじめず、実力を発揮できない

不調者　Eさん　36歳男性（自己肯定・自己否定ぎみ）　支援者　和泉《いずみ》まさと

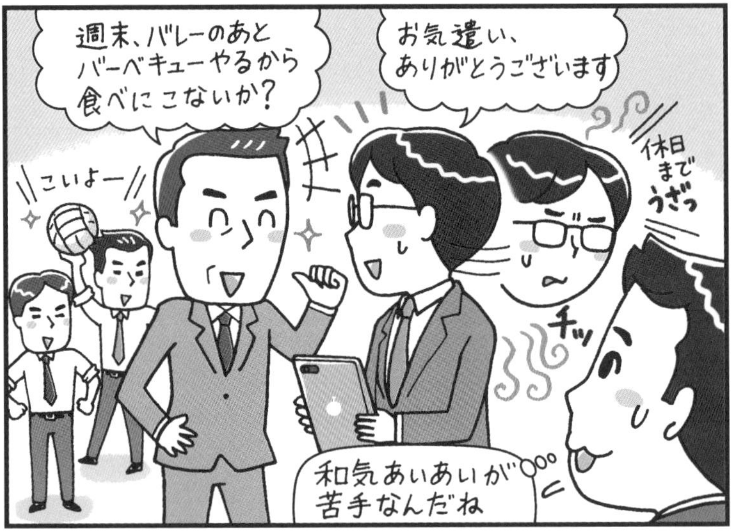

半年前に外資系企業から営業部に転職してきたEさん。新しい職場は連帯意識が強く、勤務時間外や休日に有志によるレクリエーションへの参加などが求められる体育会系の雰囲気があります。つき合いは極力断っていましたが、何度も断り続けることで、上司や同僚への罪悪感や苦手意識がわいてきて、徐々に周囲から孤立し、仕事を抱え込むことが増えてきました。周囲に溶け込めないことで、実力を発揮できずに困っているようです。このような、職場のつき合いになじむのが苦手な部下への接し方やかかわり方を知りたいです。

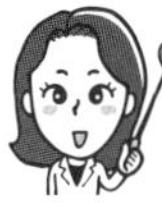

ミレイ先生の
勇気づけアンサー

どの会社でも、社風や上司のタイプなどで、職場の雰囲気というものがつくり上げられていますよね。日本人の根底には、周囲の状況に配慮して、物事が円滑に進むように根回しをしたり、場の空気を読むことを美徳とする考えがあります。

そのため、E さんのように、**職場でみんながやっていることに参加・同調できないと、所属感を失い、勇気がくじかれていく可能性があります。**

人は勇気がくじかれると、自己肯定、自己犠牲、自己否定に陥ります。**勇気がくじかれて、罪悪感をもつと、誰も責めていないのに周囲に責められている気持ちになってきて「オレは悪くない！」という自己肯定の態度をとるようになります。**

「なんで休みの日まで！」と腹を立てているのはそのわかりやすい例です。

そんな態度をとってしまう自分にもさらに罪悪感をもち（自己否定）、同僚に質問したり相談したりすることができず、「自分ひとりだけでがんばらなければ（自己犠牲）」といった状態に陥っていきます。**この繰り返しで、どんどん仲間意識から外れていくという悪循環にはまっていきます。**

この悪循環を断ち切るスタートは、「罪悪感は役に立たない」ということを伝えることです（p.125、Column 参照）。

「そうなんですね、休日は大事ですよね」「断ったら罪悪感をもっちゃいますよね」「でも罪悪感で自分を責めているとエネルギーが奪われてしまうので、新しい職場で居場所をつくっていけるように、

何か具体的な行動を起こすことにエネルギーを向けてみませんか？」とＥさんの気持ちに寄り添いながら行動を促すサポートをすることが勇気づけになります。

そこから「上司や同僚の人たちも、Ｅさんを仲間として受け入れたいからこそ誘っているのかもしれませんね」と**周囲の人たちの気持ちが想像できるようにかかわってみましょう。**

Ｅさんが自己肯定で自分を守る必要がないと気づき、冷静になってきたら、自己犠牲をすることなく、何ができそうかをいっしょに考えていきます。

実際は「誘っていただきありがとうございます。ただ休日は自分の時間にしたいと思います」と罪悪感なく伝えられれば、この件は収束する話であると思いますので、そんなセリフをいっしょにロールプレイしてみてもいいかもしれません。

私も産業医としての面談で、「会社の時間外の活動が苦痛だ」という相談を受けることは珍しくありません。

まさとさんのように、上司として部下にかかわる際には、「仕事に対してはいろんな考え方の人がいること」「たくさんの人と過ごすのを好まない人もいること」「家庭の事情や体力など個々に違うので時間外の活動を負担に感じる人もいるということ」「たとえ家庭をもっていなくても自分の趣味や勉強のために休日を使いたい人もいること」などを、あらためて確認してみてください。

そのうえで、**時間外のレクリエーション活動や飲み会に部下を誘う場合には、ただ「参加してください」と伝えるのではなく、「業務や評価に影響するようなことはないので、気兼ねせずに断ってもよい」と断る選択肢もあるということを併せて伝えるといいでしょう。**

選択肢を示すことは、相手を対等の存在として大切にしているというメッセージになります。ほかには、活動に対する自分の想いや「参加してくれるとうれしいな」という気持ちも併せて伝えることなどの工夫ができるといいですね。

勇気づけ

メンタルヘルスサポートのポイント

- 日本ならではの「空気を読む」文化を考慮する。
- 「罪悪感」がもっとも人の勇気をくじくので、対人関係の悪循環を断ち切るスタートは、罪悪感を手放すことから。
- 部下を時間外の活動に誘う場合には、「断る選択肢もある」ということを明確に示す。

Column

罪悪感は役に立たない

私たちの罪悪感は必要があって生まれていますが（p.115、Column参照）、目の前の課題を解決するためには必須ではありません。**大切なことは、罪悪感の有無にかかわらず失敗や過ちから学び、「今の自分にできることはなんだろう？」と協力的に自分の言動を修正することです。**

自分を責めていると勇気がくじかれ、このような前向きな行動をとるためのエネルギーが奪われるため、**罪悪感は課題の解決のためにはすこしも役に立ちません。**

ただ「申し訳ない」と思うだけで具体的な行動を起こさないでいるのではなく、罪悪感のしくみを理解し、自分をサポートしてくれる周囲のメンバーに感謝を伝えて、今の自分にできることに精いっぱい取り組むことで自分や周囲を勇気づけることにつながります。

Column

支援者との関係性そのものが勇気づけになる

勇気づけメンタルヘルスサポートに必要なあり方として、カウンセリングの父とよばれるカール・ロジャーズの考えを紹介します。ロジャーズはアドラーよりも少しあとの時代に活躍したアメリカを代表する心理療法家です。

ロジャーズは、私たちの性格は対人関係の中で形づくられていくと考えていました。したがって、「人が変わるときも対人関係によって」ということになり、**ロジャーズは「心理療法はセラピストとクライアントの関係のあり方そのものである」と考えました。**

このような考えから、**ロジャーズは「セラピストがどう動けばクライアントが変わるか」ではなく、「どうすれば私は援助的でありうるか」「クライアントが変わるための促進的な関係をどのようにすれば築くことができるのか」という問いに生涯をかけて答えようとしてきたと言われています。**

また、長年の観察の結果、ロジャーズは「クライアントが変わるためにカウンセラーに必要な態度としての三条件」をまとめました（p.160、Column 参照）。

①自己一致（誠実さ）

②無条件の肯定的まなざし（認めること）

③共感的理解

これは「対人援助職のみに必要な態度」というよりも、何らかのかたちで他者の成長を支援しようとする人や他者に影響を与えて行動変容を促そうとする人であれば誰にでも、たとえば上司と部下の関係であっても、親子関係であっても必要な態度であると考えられます。これらの考えから、ロジャーズの中核三条件は、勇気づけメンタルヘルスサポートに必要なあり方を考えるうえで、たいへん参考になります。

事例06　メンタルヘルス不調者本人の悩み

業務で重大なミスをして、働くのが怖くなった

不調者　Fさん　42歳女性（自己否定）　支援者　花咲《はなさき》ゆい

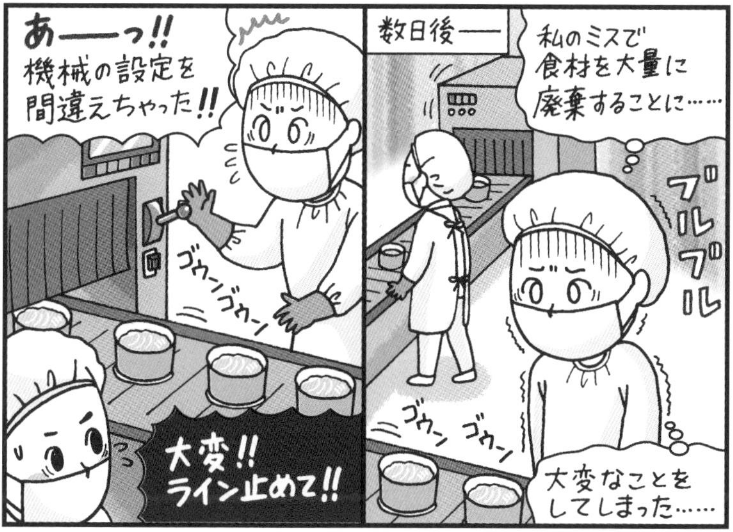

製造部のＦさんは、食品工場の生産ラインの主任です。これまで実直に仕事をしてきましたが、２週間前、大きなオペレーションミスを起こし、大量の食材を廃棄する損失を出しました。ミスの後、会社として、新たなマニュアルを整備しましたが、本人への処分はありませんでした。しかし、Ｆさんはその日以来、出社しようとすると、その状況を思い出して震えが止まらなくなりました。しばらくはその状態を隠して無理やり出社して働いていましたが、「恐怖で、もう工場に出ることができない」と相談がありました。

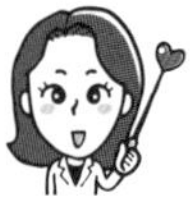

ミレイ先生の 勇気づけアンサー

仕事でのミスや事故から、自責の念にかられてしまうことは、日常的によくあることだと思いますが、通常は時間の経過とともに気持ちを切り替えて、自分を立て直していくことができるものです。

しかし、本事例のように、機械の操作ミスで大きな損失を出してしまうと、何かのせいにすることもできず、より「自分のせい」という気持ちを強めてしまうかもしれません。

このように、**強い恐怖やショックなどの経験から、心にダメージを受け、長期にわたってそれらの出来事にとらわれてしまう状態（心的外傷：通称トラウマ）に至ると、専門機関で適切な治療や支援を受ける必要がでてくることもあります。**

配置換えなどの検討も必要だと思いますが、職場としてサポートできることはやはり勇気づけです。

過度な恐れから勇気がくじかれているため、まずは「職場は安全であり、周囲はあなたを助けてくれる仲間である」ことを伝えていく必要があります。

会社から減給や降格などの処分はなかったのですから、「周囲を信頼してみる」ということを本人自身が実際に体験することも有効です。

具体的には、職場の仲間にも協力を得て「自分はすごく怖い思いをした」と今の心情を聴いてもらう場を設けることなどです。周囲からも「怖かったですね」と共感がもらえると、所属感がもて、大きな安心感を手に入れることができます。

しばらくは機械操作時には、必ず誰かがいっしょにチェックを

行ったり、「恐れが出てきたらいつでも休憩してよい」といった協力体制を整えたりすることも必要でしょう。

安心感を手に入れることができたら、次は過度な自責（自己否定）から抜け出すためのサポートです。

リフレーミング（p.94 参照）、Column の「楽観的であること（p.116 参照）」を参考にして、「失敗の中で必ず活かせるものがある」「ミスにより、より良いマニュアルが整備された」「あなたの経験を、ぜひ後輩たち伝えてもらいたい」といったように、失敗を受け入れて未来へ目を向けられるような協力的な姿勢で勇気づけを続けていきましょう。

事故やミスというのは、どんなに注意していても仕事にはつきものですし、自分自身にもいつ起こるかもしれないものです。そう考えれば、おのずとミスや事故で心にダメージを受けた人へ接する姿勢も協力的なものになっていくことでしょう。

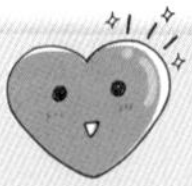

勇気づけ

メンタルヘルスサポートのポイント

♥トラウマによる不調は、専門機関受診への支援が基本である。

♥周囲に協力してもらい、職場が安全であることを感じられるようにかかわる。

♥過去への後悔や反省を受け入れ、未来に活かす。

Column

心的外傷後ストレス障害 (PTSD《ピーティーエスディ》)

PTSD（post traumatic stress disorder）という言葉は、大きな震災（阪神淡路大震災）を契機に、一般的にもよく知られるようになりました。

人は､災害や事故など､自分の力ではどうしようもないショックな出来事に遭遇すると､心に強い衝撃を受けます。そのとき、心にできた大きな傷を「心的外傷（通称トラウマ)」と言います。そのトラウマが、その後に精神的・身体的問題を残すことがあり、**おおむね発症してから4週間程度で症状が消失するものを急性ストレス障害といい、4週間以上続く場合、それがPTSDへ移行したと言います。**

多くの場合、仲間との痛みの共有や時間の経過により、心の傷は回復していくもので、つねにその傷が痛むということはなくなっていきます。しかし､幼い頃などの虐待やいじめ､ショックな出来事などが一定期間繰り返し体験されることで、心にトラウマを残してしまうことがあります。

前者のような災害や事故などわかりやすい要因をもったものを「単純性PTSD」とよぶのに対し、後者を「複雑性PTSD」とよぶこともあります。

複雑性PTSDが形成された中で、その人の人生に大きな影響を及ぼすビリーフができることもあります。

治療は専門家の手を借りる必要がありますが、どちらも自分自身や世界への信頼感や安心感､つまり､自分や他者とつながっているという感覚を失った状態にあります。周囲の人ができることとして、勇気づけの協力的態度で接することが、彼らの心の傷を癒すことに役立ちます。

事例 07　メンタルヘルス不調者本人の悩み

取り引き先からクレームを受けるのが怖くて、電話に出られない

不調者 Gさん　30歳男性（自己否定）　支援者 花咲《はなさき》ゆい

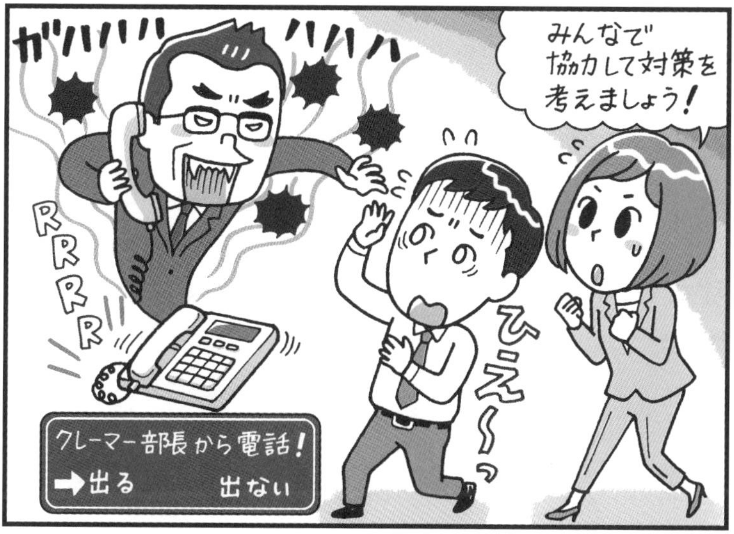

Gさんの取り引き先の部長は、無理な注文ばかりで、ちょっとしたことでも激昂《げっこう》してクレームを入れてきます。先日も就業時間後に、多数の納品物のひとつが破損していると連絡がありました。実務上は翌日対応でも構わないところを、「今日中に代替品を持ってこい！」とすごい剣幕でどなり散らして、夜中に納品させられる始末です。また、過去のことを何度も持ち出しては、値引きや謝罪を強要しようとします。度重なるクレームから、とうとうクレーマー部長からの電話に、怖くて出ることができなくなってしまいました。

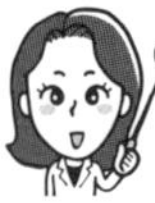

ミレイ先生の
勇気づけアンサー

周囲に多大なストレスを与えるクレーマー（過度に理不尽なクレームを続ける人）は、ほぼ間違いなく勇気がくじかれている人です。

上から目線で態度が大きい人の勇気がくじかれているとは考えづらいかもしれませんが、**自分が顧客であるという絶対的に優位な立場を利用して、「私は正しい」と自己肯定をしている「虎《とら》の威《い》を借《か》る狐《きつね》」のような状態にあります。**

そのような人の多くは、幼少期の生育環境の中で強い劣等感や罪悪感などをもっていて、「自分の気持ちをわかってほしい」という本音を伝えるために、周囲を攻撃するというやり方を選択してしまいます。

私生活であれば、このような面倒くさい人とはかかわらないように距離を置くのがいちばんですが、仕事の顧客であれば、何らかの対応をしなければなりません。その方法も、結局は自分と他者への勇気づけです。

お客さんは「自分の想いを誰にもわかってもらえずに困っている」ので、Gさんには、怒っている人は「困っている人」だと考えて対応するように伝えましょう。

クレーマーは、困っている人だと考えると、「相手を理解し、どうサポートすればよいか」という発想も出てきます。

そして、自分の人格が否定されていると思うと、どんどん勇気がくじかれていってしまいますので、理不尽な相手と向かい合うために、Gさん自身を勇気づけます。

Gさんには、「お客さんが怒っていることと、Gさんの人格や価値にはまったく関係ない」「クレーマーには、個人ではなく、会社

の役割として対応することを心掛ける」ことなどを伝えるのが勇気づけにつながると思います。

クレーマーへの対応マニュアルが整備されている場合は、基本的にはマニュアルの内容に沿って対応するとよいでしょう。明確なマニュアルがない場合は、下記の対応を参考にしてみてください。

Column

クレームへの基本的対応

①クレーマー顧客への勇気づけで最初にすべきことは、申し出があったことへの「感謝」です。相手からすれば「本当はしなくてもよい連絡をわざわざしてやっている」という意識(自己犠牲)でいるのですから、**なにはともあれ、まず感謝を伝えることが、いちばんの勇気づけになります。**

②クレームを言ってくる人は自分のことをわかってほしいのです。大切にされていないと感じているのです。話の途中で、「いえ、でも明日納品でも間に合う」などと言っては、「わかってもらえない！ オレは正しい」とより強く反発します。ですから、**何よりもしっかりと話を聴くことが大きな勇気づけとなります。相手の本当のニーズは「気持ちをわかってほしい」ということですから、まずは話を聴いて心情を受け止め「お困りですよね」と共感し、気持ちを静めてもらいます。**

③次に「不快な気持ちにさせてしまって申しわけございません」「残念な気持ちにさせてしまって申しわけございません」というかたちの謝罪を伝えます。このときに**大切なのは、「自分たちのサービスや商品が悪かったことに対する謝罪」ではなく、「相手を不快な気持ちにさせてしまったことに対する謝罪」を伝えることです。**

④あとは、あらためて事実確認を行い、解決策・代替案を提示します。そして**最後も必ずお詫びと感謝の気持ちを伝えましょう。**

通常、これだけ丁寧に対応すると、相手は「わかればいいんだよ、わかれば」と抜いた刀を鞘《さや》に戻すものです。少しずつ信頼関係を築いていければ無理難題を押しつけてくることは減るでしょう。

最初は多少の理不尽な要求は受け入れる必要があるかもしれませんが、関係ができてきてからは、できないことはできないと「やさしくキッパリ」伝えることも大切です。また、クレーマーにＧさんがひとりで戦っている気持ちにならないように、職場全体として対策を講じることも重要です。困った客ほど、これまでの人生で、勇気づけられてきた経験が少ないのだと思われます。そこに思いを馳せれば、どう対応すればよいかが見えてきます。

一方、現実的には脅すような発言をしたり（脅迫行為）、土下座やスタッフ全員からの謝罪を要求したり（強要行為）、金銭を巻き上げようとする（恐喝行為）などの悪質なクレーマーも存在します。

これらの行為は明確な犯罪であり、悪質なクレーマーにまで勇気づけの対応をする必要はありません。警察への通報も視野に入れた、会社としての対応をあらかじめ整理しておく必要があります。

勇気づけ メンタルヘルスサポートのポイント

♥客の怒りと、クレームを言われた相談者の人格や価値には関係がないので、「会社の役割」として対応する。

♥怒っている人は、「本音をわかってほしくて困っている」と考えて対応する。

♥会社としてのクレームへの対応方針をあらためて確認する。

事例08　メンタルヘルス不調者本人の悩み

店長として赴任してきたが、スタッフが言うことを聞かない

不調者 Hさん　35歳男性（自己肯定・自己否定ぎみ）　**支援者** 世良《せら》さとこ

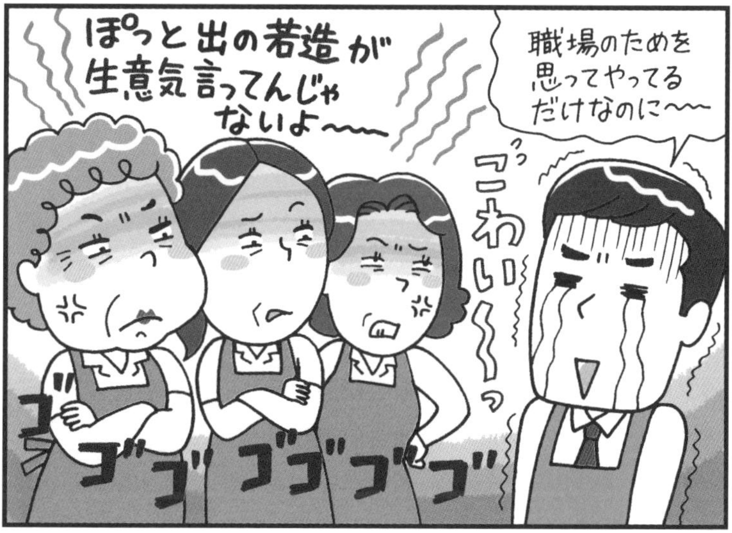

古くからある大規模店舗に店長として赴任してきたHさん。これまで他店舗での成績もよく、若くして中核的な老舗店舗の改革を任されました。意気揚々と新しい方針を掲げて働きはじめましたが、チーフであるベテランの女性スタッフたちと事あるごとにぶつかってしまいます。自分が良かれと思って提案することもすべて却下され、言うことを聴いてもらえず、気がつけばスタッフ全員が最低限の会話以外、口をきいてくれない状況です。いっこうに改革が進まず、業績も落ちていく一方で、自信を失い、人事部に相談に来ました。

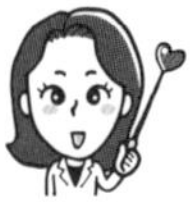

ミレイ先生の 勇気づけアンサー

ベテランスタッフとの対立で、気がつけば孤立状態となり、勇気をくじかれてしまったＨさん。一生懸命がんばっているのに空回りし、自分の居場所があると感じられず、苦しい状況だと思います。

このように、**相手から強い反発を受けるときは、大体が相手を変えようとしているときです。**Ｈさんは店舗の改革に来たのですから、状況を変えようとするのは当然なのですが、**人は変化を嫌うものなので、一生懸命、変えようとするほど抵抗にあうかもしれません。**

とくに老舗店舗に勤めてきた人たちであれば、自分たちがこの店を支えてきたという自負もあると思います。ですから、まずは**「変えよう」という意識を手放してください。**

現在の対立関係は、Ｈさんとスタッフの互いの善意がぶつかりあっている状態なので、**対立している相手も「自分が正義だと思って行動している」ことを理解する必要があります。**

相手の行動がどんなに敵対して見えたとしても、「よかれ」と思ってのことなのだと「信じる」ことから始めます。

ベテランスタッフたちの「正義」による自己肯定を解除してもらうには、相手の想いを理解することが必要です。**「何を大切に思っているのか」「何が変わってしまいそうだと恐れているのか」、相手の意見に耳を傾け、尊重する姿勢が大切です。**

相手は、老舗店舗の伝統を守りたいのか、あるいは改革で労働環境が脅かされると考えているのかもしれません。そんな**「恐れ」を聴き、「安全」であることを伝えていくことが勇気づけになります。**

一度こじれてしまった関係を再構築するのは、時間がかかるかもしれません。しかし、Hさんにできることは、スタッフにも改革に力を貸してもらい、「自分たちにできることで貢献してほしい」と伝えて、「あなたたちは大切な仲間なのだ」というメッセージを伝え続けることです。

このとき、もっとも大切なのは、店長や上司としての「役割」からでなく、Hさん自身の本当の気持ちを伝えることです。

ここでは自己一致（p.160参照）していることが大切です。誠実でウソのない人に、人は心を開きます。

チーフのスタッフたちがかたくなな場合は、周囲のスタッフに対して、少しずつでかまいませんので気持ちを伝えることに挑戦してみましょう。理解しあえる人が少しでも増えていけば、Hさんは勇気を取り戻すことができます。また、前任の店長にスタッフとのつき合い方を相談してみるのも、孤立しないための方法かと思います。

他者を勇気づけることが自分を勇気づけ、自分への信頼を取り戻すことにつながります。

勇気づけ

メンタルヘルスサポートのポイント

- 「変えよう」という想いから、「いっしょに」という想いへ転換する。
- 対立しているときは勇気がくじかれた者同士の「よかれ」がぶつかっているだけ。
- 「役割」や「立場」からでなく、「自分」としての本音で対話する。

事例09 メンタルヘルス不調者本人の悩み

育児による時短勤務で重要な仕事を任せてもらえず悶《もん》々《もん》としている

不調者 Iさん 40歳女性（自己否定・自己犠牲ぎみ） **支援者** 和泉《いずみ》まさと

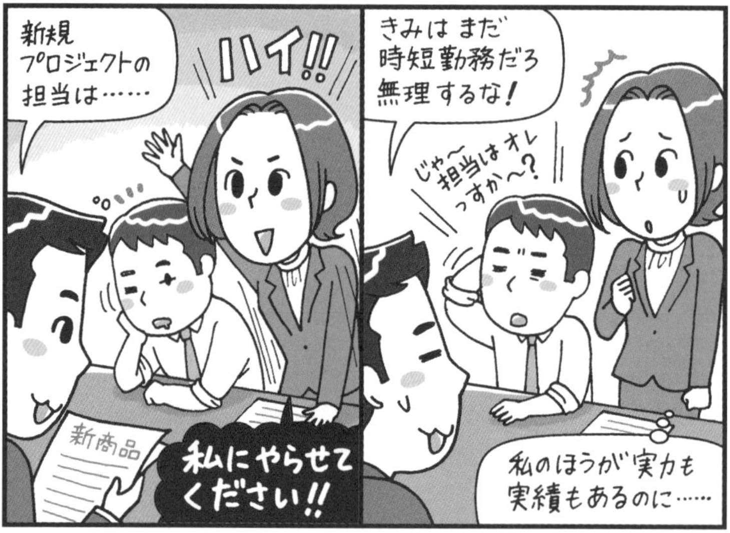

Iさんは、育児のため、16時までの時間短縮勤務で働いています。もともとは社長表彰もされたことがある優秀な人なので、本人はもっと責任とやりがいのある仕事をしたいと申し出てきますが、仕事自体がかなりハードであることや、部長からの指示もあり、今は平易な仕事を担当してもらっています。しかし、彼女の様子や言動をみていると、「私はもっとできるのに」「みんなから置いていかれる」と感じているようで、少しずつ働く気力を失ってしまっているようです。管理職として、どうかかわればよいでしょうか。

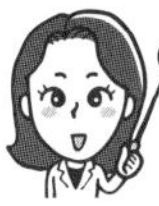

ミレイ先生の 勇気づけアンサー

これまでバリバリと働いていた人が、家庭や育児のために一時的に仕事のペースを落とさざるをえなくなる……。女性であればとくによくあるケースだと思いますし、実際に私も同様の経験をしています。

Iさんのように「やれるのにやらせてもらえない」「やらなきゃ置いていかれちゃう」「でも子育ても大事」という**葛藤《かっとう》の中にあると、ぐるぐるとループして自己否定的な考えが堂々巡りしてしまいます。決して100点満点ではないかもしれないけれども、仕事にも家庭にも自分なりに全力を尽くしている今の自分をそのまままるごと受け入れること、つまり自己受容ができなくなってしまいます。**

もしかすると上司に怒りがわいてきたり、子どもにもイライラしたりするというような他者否定もしてしまっているかもしれません。これでは誰も幸せになれません。

その葛藤の勇気くじきから抜け出してもらうには、まずはIさんの気持ちをしっかり認めてあげることです。

「残念ですよね」「悲しくていいんですよ」「くやしいですよね」と支援者が共感するだけでも葛藤が少しおさまっていくと思います。

相談者が、「自分以外の何かになろうとし続けて自己否定している状態」から、「ネガティブな感情も含めて今の自分を受け入れられる」ように接してみてください。楽観的であることも重要です。

仕事も家庭もどちらも大切ですが、このように現実的に両立が難しい場合は、優先順位を決める必要があります。私の場合、基本的には仕事より、やや家庭を優先しています。家庭というもっとも結びつきの強い対人関係に安心・安全が感じられる居場所があるからこそ、充実した仕事や社会への貢献ができると考えているからです。

ただしこれは、私の価値観であって、**「仕事を選ぶことが悪い」わけではありません。仕事や家族の状況で優先順位が入れ替わる場面もあるでしょう。**

仕事と家庭どちらを優先させても課題とメリットがありますが、**最終的にどちらを優先することが「自分を幸せにできるか」「自分と他者を勇気づけて生きていけるのか」を考え、その優先順位を決められるように、本人の気持ちに寄り添ってみましょう。**

どちらか一方を選択するのでなくても「家庭 7：仕事 3」みたいな数字で決めてみるのも有効です。

優先順位を決めたなら、そこに考える「軸」ができ、はじめて自己否定することなく現実的な対応を考えていくことができるようになります。

「どこまで仕事に労力が割けるのか」、もしくは「今の恵まれた環境に感謝して子育てに専念させてもらおう」と決断することができるようになります。

もしかすると I さんは完璧主義で、自分を追い込んでしまうタイプなのかもしれません。

産業医面談でも、時短勤務で仕事が中途半端になっている気がして苦しんでいたり、「子どもを 21 時には寝かせなきゃ」「栄養バランスを考えた食事をつくらなきゃ」「お稽古事のサポートもしなきゃ」など、「子どものためにいい母親でありたい」という想いにがんじがらめになってしまっていたりする従業員の話をよく聞きます。

仕事も育児も完璧にできない自分、上司に期待されていない（と感じてしまう）自分に、強いダメ出しをしてしまっているのかもしれません。

そんな人には、「いつもがんばっておられますね」とねぎらいの言葉をかけることも大切であると思います。自己犠牲的に自分を追い込んでしまっているので、物理的な負担を減らして穏やかな気持ちを取り戻すためにも、シッターサービスなどを利用して、一時的に育児から離れることを提案するなどの配慮も必要かもしれません。

仕事で結果を出したり、評価されたりすることだけが、自分の居場所をつくっていくというわけではありません。「幸せに育児をさせてもらえていること」に感謝を表明すること、穏やかな気持ちでいること、それらも立派な職場への貢献であり、より職場の人たちと仲間になっていくことにつながることなのかもしれません。

勇気づけの観点から、そんな「新しい価値観」もIさんに伝えられるといいのではないかと思います。

勇気づけ

メンタルヘルスサポートのポイント

- ♥自己否定のループに陥っていると葛藤から抜け出せない。
- ♥「本当に大切なものは何か」を基準にして、優先順位を決めるサポートをする。
- ♥がんばって評価されることだけが、職場での居場所をつくっていくわけではない。

事例 **10**　メンタルヘルス不調者本人の悩み

メンタルヘルス不調による休職後の職場復帰に対する不安

不調者 Jさん　35歳男性（自己否定）　**支援者** 花咲《はなさき》ゆい

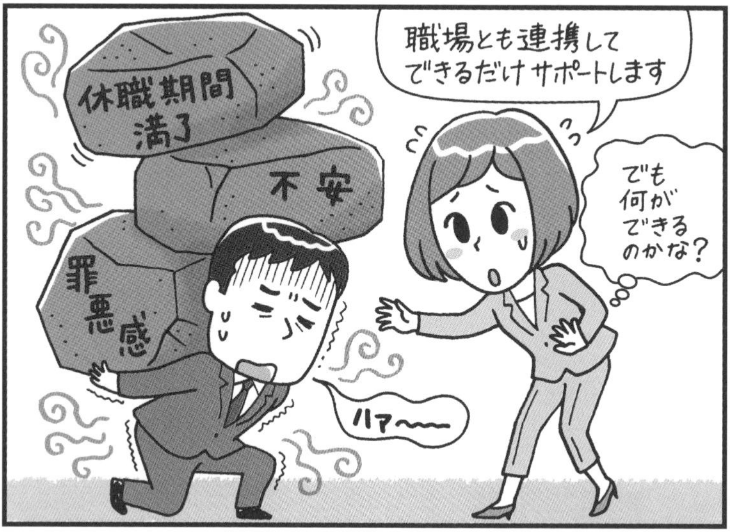

1年間うつで休職していたJさんの職場復帰を手伝っています。本人にはまだメンタル面での不安がありますが、休職期間の満了が近いため、少し無理をした復職になりそうです。本人は経済的な事情などもあり、働く意欲はあると言っていますが、メンタルヘルス不調で休んでしまった職場への罪悪感や、「周囲に受け入れてもらえるか、もとの業務をこなせるか」などの不安から、復帰後の再発を心配しています。「職場とも連携してサポートします」と伝える以外に、援助できることはありますか？

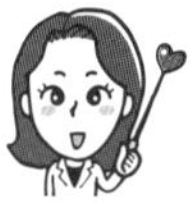

ミレイ先生の 勇気づけアンサー

休職から、メンタル面に不安を抱えたまま職場に戻るというケースはよくあります。とくに、休職期間満了を間近に控えたタイミングでの復職であればなおさらでしょう。

復帰時に、明らかに体調不良が改善されておらず、復帰は無理という場合以外、本人に復帰意思がある場合は、休職期間満了間近であれば一度は復職させてみるというのが、どこの会社でも現状ではないでしょうか。

Jさんに対しては、うつの再発を心配しているので、まずはその気持ちに「不安なんですね」と寄り添っていくとよいでしょう。

不安とは「未来への不確かな恐れ」が過度に頭の中で広がってしまっている状態のことです。人は不確かなものを怖いと思います。オバケなどが怖いというのも同じ心理です。

ですから、不安が完全になくなることはありませんので、不安を感じている自分を「良い・悪い」とジャッジせずに「自分の中に不安な気持ちがあるなぁ」とただ気づいているだけで、むやみに不安な気持ちに巻き込まれることが減るということを伝えるといいでしょう（p.145、マインドフルネスを参照）。

とくに、大切なのは、本人は大丈夫と思っていないのですから、「大丈夫」という言葉で逆に「Jさんの不安な気持ちを助長しないように気をつけなければならない」ということです。

無理に「大丈夫ですよ」とポジティブにかかわろうとするよりも、本人の気持ちを受け止めることが「本当の共感」です。

休職期間満了間近のタイミングでの復職ならなおのこと、不安な気持ちをしっかり聴いて、本音が話せるようにかかわることで、不安をやわらげることにつながります。

不安に思うことを丁寧に聴き取り、書き出して、それぞれの対策や援助方法を明確にすると、本人の不安を減らす手助けになります。

それと同時に、これからどうしたいのか、「職場に戻ったら何をやってみたいのか」という本人の「やりたいこと」にもフォーカスし、自分らしさを少しずつ取り戻していってもらいましょう。

不安は「人に伝染しやすい（影響を与えやすい）感情」だと言われています。支援者が、自分自身を勇気づけることができていないと、知らぬ間に相手の不安を否定してしまったり（自己肯定）、不安に飲み込まれて必要以上に介入してしまったりするなどの自己犠牲に陥ってしまいます。

不安な感情に対処し、どのように復職して働いていくのかはＪさんの課題、支援者は「課題の分離（p.89 参照）」をしっかり意識しながら自分を勇気づけ、Ｊさんを勇気づけていきましょう。

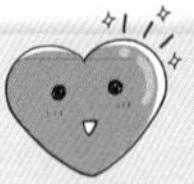

勇気づけ

メンタルヘルスサポートのポイント

- 「大丈夫」という安易ななぐさめより、「不安なんですね」と不安な感情に寄り添う。
- 不確かな不安を一つひとつ明確化し、対策や支援方法を考える。
- 不安は人に影響を与えやすい感情なので、支援者は「課題の分離」をしっかり意識しながら自分自身も勇気づける。

Keyword

マインドフルネス

マインドフルネスとは「今ここ」に意識を100％集中して、自分の中に起きていることにただ気づき、それらを分析や評価することなしに、ありのままに観察する、眺める意識状態のことを言います。

東洋では仏教的な瞑想が長い歴史をもっていますが、**現在のマインドフルネスは宗教的な意味をもたない瞑想法**として、心理療法の分野で広く浸透しています。IT企業を中心に、パフォーマンスや集中力向上を目的として、マインドフルネスを研修に取り入れる会社が増えていることから、報道でもよく取り上げられるようになりました。

マインドフルではない状態は、マインドワンダリング（心の迷走）とよばれ、ふだんの私たちは1日の半分ぐらいをマインドワンダリングの状態で過ごしていると言われています。

マインドワンダリングの状態では、ストレスを感じやすくなるため、アメリカ心理学会はストレス対処のためにマインドフルネスを推奨しています**（p.186参照）**。**事例10**のように自分の不安な感情をジャッジすることなく眺めてみることは、マインドフルネスの第一歩になります。

事例 11　上司の悩み（メンタルヘルス不調者との接し方）

メンタルヘルス不調で休職していた部下の受け入れが不安

上　司　K 課長　40 歳男性（自己肯定・自己犠牲ぎみ）　支援者　和泉《いずみ》まさと

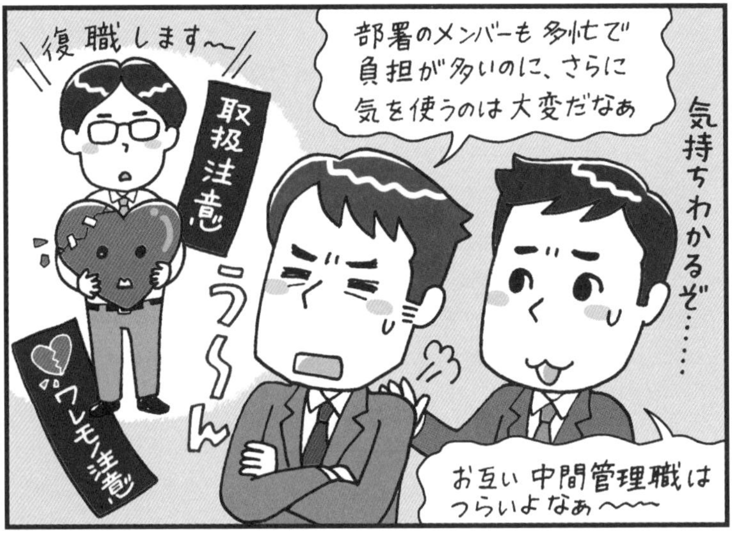

他部署に所属する同期入社の K 課長のもとに、激務による抑うつ状態から 1 年間休職していた部下の L さんが職場復帰してきます。K 課長は自分が無理をさせていたという罪悪感もあり、今後の適切な接し方がわからずに悩んでいます。職場はあいかわらずの忙しさで、罪悪感をもちながらも、L さんが戻ってきて気を使わなければならない状況に、不安や負担を感じている様子です。このような部下への接し方や同期の仲間である K 課長への勇気づけのかかわり方を知りたいです。

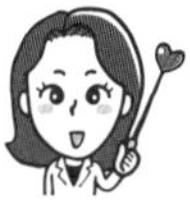

ミレイ先生の
勇気づけアンサー

メンタルヘルス不調から復帰してくる部下への「接し方」は、どこの職場でも抱えている悩みです。まずは、社内のメンタルヘルス担当者にも介入してもらい、K課長とLさんの両方をサポートしていけるといいでしょう。

そのうえで、Lさんのように、**休職前と同じ環境である元の職場に戻る場合は、「個人差はあるものの、元気に働けるようになるまでに1年程度はみておいたほうがよい」とK課長に伝えておくといいかもしれません。**

K課長は「自分が無理をさせ、働かせすぎてしまった」と思っています。そのような罪悪感をもっていると「自分が周囲から責められている」ように感じてしまい、勇気がくじかれていきます。

その結果、自己保身的に「自己肯定（自分は悪くない・正しい）」の状態に陥ってきて、Lさんを受け入れることにも消極的になりやすいものです。

しかし、Lさんの休職に関して、プライベートや職場以外のことまでは知る由もありません。「休職は上司のせいだけではなく、さまざまな複合要因によるものかもしれないので、そこまで自分を責める必要はない」ということを伝えてみましょう。

注意してほしいのは、「他者をなんとか勇気づけよう」とすると、上から目線的な操作的かかわりになりがちなことです。

K課長がLさんの受け入れに頭を悩ませるのは、Lさんや部署のスタッフを大切な仲間だと思っているからこそでしょう。

「管理職として大切な仲間のために、全力を尽くそうとしている

よ。管理職として自分たちはよくがんばっているよ！」とＫ課長のがんばりをねぎらい、「愚痴でもなんでもいつでも話を聴くよ」ということを伝えておくことが、同じように中間管理職でもあり、同期だからこそまさとさんにできる勇気づけのかかわりとなります。

また、メンタルヘルス不調者の復職を受け入れる場合、部署のスタッフのケアも大切です。スタッフの中には内心、不調者に対して負担や不満やストレスを感じている人がいるかもしれません。

基本の対応として、復職者には、腫れ物に触るような接し方をしないようにすることが大切です。

たとえば、何でも先回りして心配したり、必要以上に業務を軽減したりしすぎると、周囲のスタッフも不調者を避けたり、「メンタルヘルス不調だからといって甘えすぎ！」と冷たい目でみたりして、不調者が職場で自分をお荷物と感じてしまい、所属感を失い、孤立していきかねません。

メンタルヘルス不調にかかわる情報は高レベルの個人情報ですが、ある程度は不調者自身が「自分の体調や状況」を伝えなければ、周囲に伝わるはずもありません。

可能であれば不調者本人から、部署のスタッフに自分の体調を伝えてもらう、それが難しければ、本人に自分の体調や状況についてどれぐらいのレベルまで周囲に伝えていいかを確認したうえで、可能な範囲で課長（上司）からスタッフに状況を伝えるほうが、受け入れはスムーズになるでしょう。

「どんなサポートが必要なのか」「どんな接し方をしてほしいのか」「どんな接し方をされると不快に感じるのか」などについては、本

人に直接聴いてみることです。本人が説明できないときは「必要なことがあれば、いつでも話を聴く」と伝え、できれば定期的に面談の機会をつくってください。

業務量については、「前はこれぐらいできたのに……」という思考は手放しましょう。業務の量を徐々に増やしていくのは鉄則ですが、現状の中で貢献感をはぐくんでもらえるようなかかわりは勇気づけになります。

「100%できなくてもいいので、今の自分にできることに全力で取り組むことでみんなの役に立っているよ」「ひとりで問題を抱え込まないことはチームへの貢献にもなるので、困っていることがあれば、早めに知らせてほしい」と伝え、いっしょに考えながら進めていくのがよいでしょう。

勇気づけ

メンタルヘルスサポートのポイント

♥罪悪感は、人を防衛的・反抗的（自己肯定）にさせる。

♥上司のがんばりを十分にねぎらう。

♥メンタルヘルス不調者の復職の基本は、不調者を腫れ物に触るように扱わず、本人といっしょに支援方法を考える。

Column

休職の本当の理由は知る由もない

メンタルヘルス不調者に対応する際、上司目線ではすぐに「職場環境が原因で不調に至った」と考えがちですが、その理由は別に潜んでいることが多いものです。

次のように、一般的なビジネスパーソンでも、週に 50 ～ 60 時間はプライベートな時間があり、**仕事以外の時間に、何をしているかはわからないので、案外、会社以外の別の悩みやトラブルが原因かもしれません。**

【1 週間の時間の内訳（総時間 168 時間）】

①労働時間 55 時間（1 日あたり休憩を含めて 9 時間就労＋ 2 時間残業で週に 5 日勤務の場合）

②通勤時間 10 時間（片道 1 時間の場合）

③睡眠時間 49 時間（1 日 7 時間の場合）

④プライベートな時間 54 時間

メンタルヘルス不調の多くは、幼少期の環境でできあがったビリーフ（性格特有の考えや思い込み）や自分の感情による、自分自身への過度の勇気くじきによるものです。

そのため、**休職に至る理由は単一要因でなく、複合要因による場合が多く、根本的な原因が必ずしも職場にあるとは限りません。**

管理職の皆さんは、ふだんから勇気づけの協力的な態度で接することができていれば、「自分が部下に上手に接することができなかったせいだ」と必要以上に気に病むことはありません。

事例12　上司の悩み（メンタルヘルス不調者との接し方）

メール連絡だけで、急な欠勤を繰り返す社員への対応に苦慮

上　司　M課長　50歳男性（自己肯定）　支援者　世良《せら》さとこ

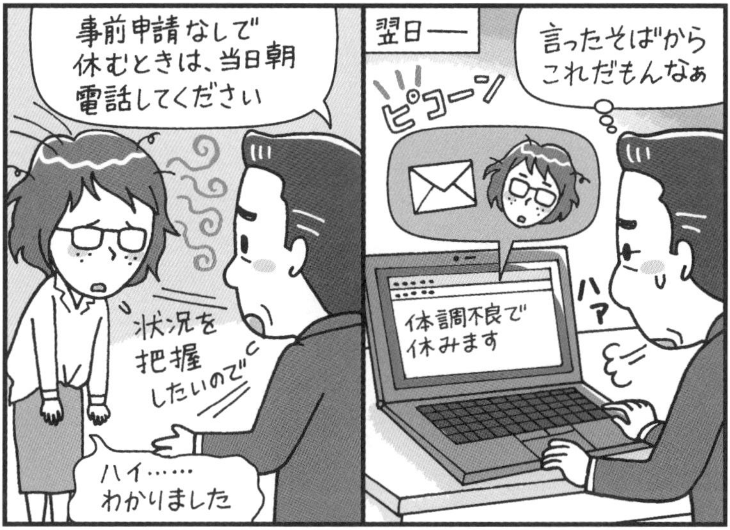

最近、欠勤が増えてきた総務部のNさんは、当日の朝に毎回メールだけで欠勤の連絡をしてきます。上司のM課長は、繁忙期でなければ会社を休むこと自体は容認していたものの、当日に休む場合は、よほど体調が悪いとき以外は電話で連絡するように伝えても、「わかりました」と言うだけで、同じことを繰り返す始末です。出勤してきたNさんに体調をたずねても「大丈夫です」と答えるだけで、いっこうに反省している様子もありません。次第にM課長は、Nさんへのいたわりの気持ちがうすれ、メンタル面での問題があるのではないかとの考えに至り、人事部に相談に来ました。

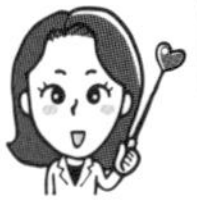

ミレイ先生の
勇気づけアンサー

当日の欠勤が頻繁になると、管理職としては困ってしまいますよね。それも短いメール連絡だけで当日休むとなると、「礼儀がなっとらん！」と腹が立つこともあると思います。

通常、**慣例的に 8 割出勤できていなかったら（月の出勤日が 20 日として、欠勤が 4 日を超えたら）、勤怠の状態から判断して、何らの介入が必要だと考える会社が多いようです。その際は、人事部のメンタルヘルス担当者から本人に連絡を入れもらうようにしてください。その後の流れは、人事部での対応ののち、産業医との面談という流れになると考えられます。**

まだそこまで勤怠の状態に問題がないのであれば、「どう体調が悪いのか」を具体的に聴いてみる必要があります。メンタルヘルス不調から、さまざまな体調不良が起こることもありますが、**中には身体的な疾患で休んでしまっているケースもあり、必要に応じて産業医面談や医療機関の受診などを勧めるためにも、まずは本人に状況を確認してみましょう。**

当日の朝に欠勤のメールを入れてくるというのは、ルールや礼儀の問題というよりは、「行かなければと直前まで思っているけど行けない状態」ととらえたほうが自然です。

不信感をもって、「失礼なヤツだ！」「サボっているだけなんじゃないのか？」「ダメな部下だ！」などと競合的にみるところからスタートすると、上司として支援することが難しくなります。

まずは、勇気がくじかれている人だということを念頭に、**「相手に悪気はない」という気持ちで接してみましょう。**不信感をもって接すると、さらに相手の勇気をくじいてしまいます。

業務に支障を来すのであれば、本人と話し合って、「朝何時までに必ず電話で連絡を入れる」などの最低限のルールを設定します。それが守られず欠勤が続くようであれば、それ以上は人事部に任せるということも考慮してください。

また、このような場合、多くはほかのスタッフにも負担がかかっていると思われます。体調不良者のサポートが重要であるのと同じぐらい、ほかのスタッフのフォローも大切です。

状況がわからないと、さまざまな憶測やうわさが一人歩きをする可能性もあります。Nさんに、「部署のメンバーに状況を伝えてもよいか」の確認をとったうえで、可能な範囲で情報を共有するほうがよいでしょう。

上司だからと言って、問題を抱え込みすぎず、人事部や産業保健スタッフの力も借りながら、Nさんが自らの力で以前のように働ける状態になることを信じて接してみましょう。

余裕があれば、Nさんの話をじっくり聴く機会を設けることも大きな勇気づけになります。

勇気づけ

メンタルヘルスサポートのポイント

- ♥慣例的に8割出社できていなければ、勤怠の状態に問題ありと考える。
- ♥「相手に悪気はない」と考える。
- ♥職務に影響がある場合は、一定のルールを取り決めることを支援者と不調者の共同の課題とする。

事例 13　上司の悩み（メンタルヘルス不調者との接し方）

上司の指導が不適切で嫌いな部下を色めがねでみている疑いがある

上司　O 課長　50 歳男性（自己肯定）　支援者　世《せ》良《ら》さとこ

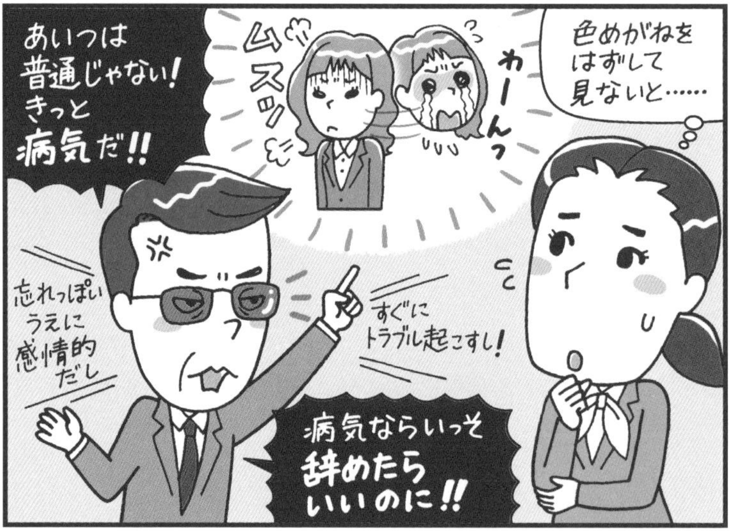

困った部下に手を焼いているという O 課長。部下の P さんが、感情の起伏が激しく、約束を忘れるなどの不注意な行動や周囲のスタッフとのもめごとが多いことから、「心の病や発達障害の可能性があると思われるので産業医に診てほしい」と相談に来ました。しかし、P さんの話を聴いていると、職務として必要な指導がなされておらず、O 課長が部下を「好き、嫌い」の感情による偏見で、メンタルヘルス不調者扱いをしている可能性も疑われました。どのように相談者である O 課長に接するのがよいのでしょうか。

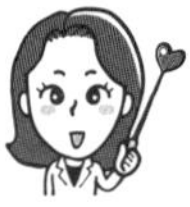

ミレイ先生の
勇気づけアンサー

上司が部下を指導しなければならないのにその職責を果たさず、「産業医や人事部に責任を転嫁してくる」というのは、私も何度か経験したことがあります。

O 課長は、「部下を指導できない自分であること」を認めたくないために、自己正当化して部下を責める自己肯定の状態になっている、つまり、O 課長も勇気がくじかれていると考えられます。

誰しも、「好き、嫌いの感情」があるのは当然のことで、O 課長は立場上、「あの部下が嫌い」とはっきり言うわけにもいかずに、病気や発達障害のせいにして誰かに助けてもらいたいのかもしれません。

まずは O 課長の話を傾聴し、「どのような感じの勤務態度なのですか」「腹が立つように感じられているのですね」「正直に言うと、嫌いだと感じる部下もいますよね」と共感を示し、O 課長の感情に理解を示すことは O 課長への勇気づけにつながります。そのうえで、O 課長には「きちんと職責を果たしてください」と伝える必要があります。

事実として発達障害が疑われるのであれば、一度は専門医を受診する必要があるかもしれません。一方で、障害の程度にもよりますが、現実的には、診断がつくかどうかは現場での対応にあまり関係がないとも感じます。

「P さんの日頃の様子を観察したり、本人から得意なこと・苦手なこと、困っていることなどをヒアリングしたりして、可能な範囲で本人の適性に合った業務を担当してもらうようにするのは、診断がついてもつかなくても、管理職としての職責に含まれますよね」ということをO課長に確認し、人事部として、そのために必要なサポートをしていくことを伝えればよいでしょう。

最近は「発達障害」という言葉が一般的になったため、いわゆる「個性的な人」にまでこのレッテルが貼られてしまうこともあります。また、発達障害をもつ人は、「周囲の人を驚かすような飛び抜けた能力をもつ人が多い」とも言われますが、そういう能力をもち合わせている人はごく一部で、ほとんどの人たちは「得意・不得意がある」というレベルにとどまるのが実際です。

つまり、得意・不得意、向き・不向き、個性や特性があるのは障害の有無にかぎらないわけです。

もし職務遂行上、どうしても本当に適さない場合は、人事的な対処が必要かもしれませんが、互いの「個性」を認め合い、自分らしさを発揮して働ける職場をつくっていくことが、人事部でサポートできる本当の勇気づけだと思います。

勇気づけ

メンタルヘルスサポートのポイント

♥「部下を指導できない自分」を認めたくないために自己肯定（自己正当化）しているということは、上司の勇気がくじかれている状態だと考えられる。

♥上司の感情に理解を示すことは、勇気づけになる。

♥部下の「個性」「特性」を認め、自分らしく働くことができる環境を整えていくことが職場への勇気づけとなる。

事例 14　支援者自身の悩み（メンタルヘルス不調者との接し方）

メンタルが弱すぎるやる気のない社員をサポートする気になれない

相談者（支援者）　花咲《はなさき》ゆい　（自己肯定・自己犠牲ぎみ）

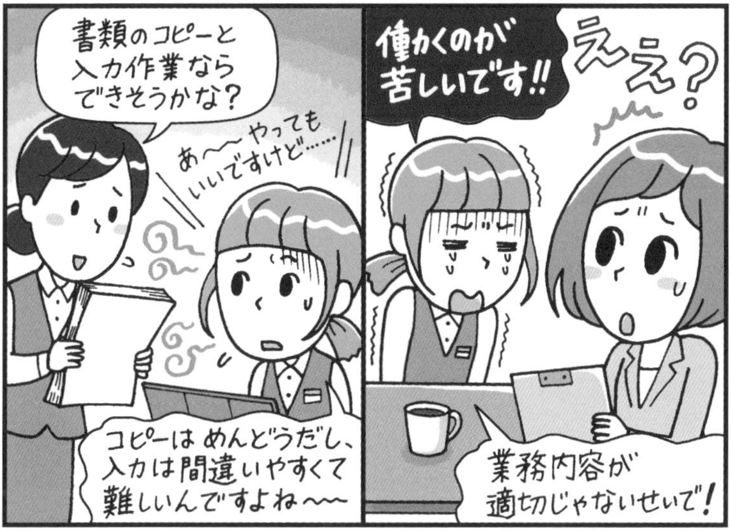

社員のＱさんは、簡単な仕事を任せても「私にはできない、難しい」などの否定的な言葉ばかりが返ってきて、上司や同僚からあきれられています。仕事の量も、ほかの人に比べて減らしてもらっていましたが、先日、「働くのが苦しい」と人事部に相談にやって来ました。たしかに、面談した様子から、メンタルヘルス不調の可能性も考えられます。しかし、何の努力もせず、周囲から十分配慮してもらっている状況をみると、甘えとしか思えず、積極的にサポートする気になれません。どのようにかかわればよいでしょうか？

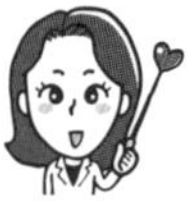

ミレイ先生の 勇気づけアンサー

「この人は、何しに会社に来ているのだ」とあきれるぐらい仕事に対して消極的な人はいるものです。ゆいさんのようながんばりやさんには、理解できないかもしれませんね。

イライラやモヤモヤした気持ちになるときは、自分の中のビリーフ（性格特有の考えや思い込み）に気づく大チャンスです。

「こうでなければならない」など自分がもっているビリーフに反している行動を目の前の人がしたときに、自分の中にモヤモヤしたネガティブな感情が生まれてきます。

ゆいさんの場合は、「人はがんばって当たり前」「人に迷惑をかけてはいけない」などのビリーフがありそうです。その考え自体に大きな問題はありませんが、他人を裁くことに使っているのであれば、偏った価値観の押し付けであり、相手の勇気をくじくだけでなく、自己肯定が行き過ぎることで自分の勇気もくじかれていきます。

しかし、**いつまでも弱音を吐かれたら、サポートしたいと思っていても嫌な気持ちになるのは当然です。「腹が立つのも当然だよ」「私、支援者としてがんばっているよな」と自分の感情を受け止めて、日頃の自分のがんばりをねぎらってみましょう。**

別の見方をすると、他者に対してイライラするときは、自分に対するねぎらいが足りていないサインだともいえますね。

あらためて第２章を参考にしてほしいのですが、甘えているように感じられるＱさんの性格に「良い・悪い」はなく、本人がこれまで生き延びるためには必要なもので、理にかなっていたのです。**そのことを理解したうえで、まずはいったん目の前のＱさんをそ**

のまま受け入れ、勇気づけのかかわりをしてみましょう。

勇気づけメンタルヘルスサポートとは、決して本人の訴え通りにどこまでも配慮をすることではありません。

Ｑさんが職場で所属感と貢献感をもてるように、場合によっては、「今のＱさんのあり方では所属感や貢献感をもつことは難しいような気がするよ」というように、自分が感じていることを伝えることもまた勇気づけにつながります。

仕事に関しては「もう少しだけ自分にできそうなこと」を話し合ってみるとよいでしょう。小さなハードルをひとつずつ越える経験をすることで、Ｑさんの貢献感をはぐくんでいけるといいですね。

最後に、相談者がどうしても自分の殻にこもって出てこないときは、「無理に勇気づけようとしなくていい」ということも覚えておきましょう。

人にはそれぞれ人生のタイミングがあり、相談者に介入しすぎても互いの勇気をくじきます。まずは、支援者が「自分自身を大切にできているか」という点に必ず立ち戻るようにしてください。

勇気づけ
メンタルヘルスサポートのポイント

♥イライラは、自分の「ビリーフ（性格特有の考えや思い込み）」に気づくチャンスである。
♥自分が感じていることを伝えることもまた勇気づけにつながる。
♥自分の殻にこもって出てこないときは、無理に勇気づけようとしなくてもよい。

Column

支援者に必要な態度（カール・ロジャーズの中核三条件）

①**自己一致（誠実さ）**：自己一致とは、「セラピストが相談者との関係の中で自分自身であり、専門家としての仮面をつけずに、純粋で偽りのない姿でいること、真実のその人でいること」です。私たちが支援者の仮面をつけ、支援者としての立場から発する言葉は、自分に向き合おうとしている相談者には表面的で空虚なものに聞こえ、相談者が変わろうとすることへの妨げになります。相談者の話を聴いて、「自分のことのように悲しく感じる」「その考えは受け入れられない」「腹が立ってきた！」など、支援者の中にいろいろな感情が生じたときに、「私の立場でそんなことを思ってはいけない」「感情移入しすぎてはいけない」と浮かんできた思いを抑え込まなくてもいいのです。支援者が、自分の中の感情や思考をありのままに感じて受け止め、場合によっては「あなたの話を聴いて、私も悲しい気持ちになりました」と感じたままを誠実に伝える姿勢が自己一致です。**支援者が、役割としてではなく自分自身であろうとする姿は、相談者が自分に向き合うための大きなサポートとなります。**

②**無条件の肯定的まなざし（認めること）**：相談者の考えや体験しているあらゆる面を、支援者の視点や価値観で競合的に裁かずに、無条件に受け止めていくことで、かけがえのない個人として尊重し、心の底から大切にする態度です。簡潔に言うと、「がんばっているあなたも、どうしてもがんばれないあなたも、どちらもOK」「あなたがどんなふうに考えていても、どれもすべてOK」というような態度です。

③**共感的理解**：英語では「他人の靴を履いてみる」と説明されていて、支援者が相手の立場に立って、相談者の目を通して世界や物事を見ることです。

事例 15　支援者自身の悩み（メンタルヘルス不調者との接し方）

相談者にやさしく接したら、職務以外でも連絡が来るようになった

相談者（支援者）　花咲《はなさき》ゆい　（自己肯定・自己犠牲ぎみ）

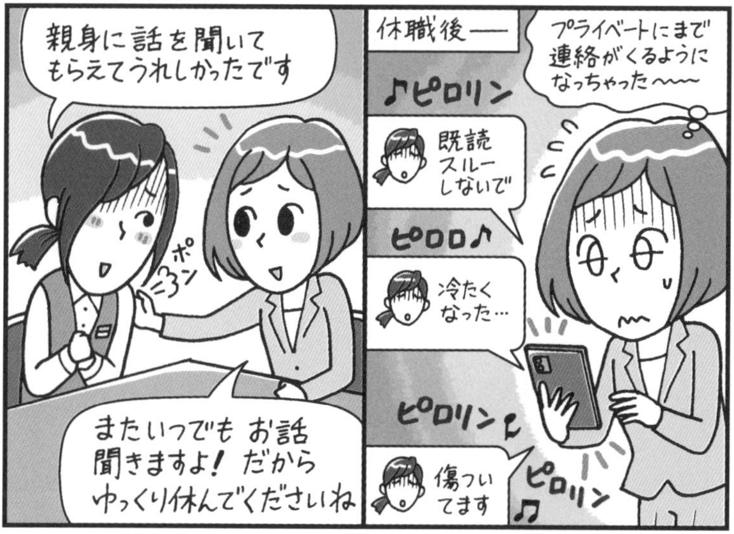

職場での対人関係の悩みから、メンタルヘルス不調で休職している相談者との接し方に悩んでいます。休職に至るまでの間、親身に対応したことから、相談者には心を開いて話をしてもらえる関係になれました。その後、SNSなどでも連絡をとりはじめました。最初は休職中の状況を報告してくれることに安心していましたが、徐々に仕事もプライベートも関係なく頻繁に連絡をしてくるようになったため、ささいな内容に対しては返事をせずにいると、「冷たい」「とても傷ついています」などとメッセージが送られてきます。あまりむげな対応もできず、どう対処したらよいのか困っています。

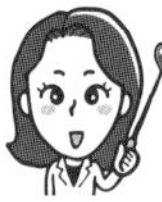

ミレイ先生の 勇気づけアンサー

これは会社のメンタルヘルス不調者に限らず、一般的な人との関係でも起こり得ることだと思います。**人は勇気をくじかれていると、他者と適切な距離を保つことが難しくなっていきます。**

過度に他人に依存・介入してしまったり、怒ったり相手に罪悪感の植え付けで相手をつなぎとめようとしたり、逆に、傷つくのを恐れて、突然連絡を断ってしまったりするなどの問題行動をとることもあります。

支援者であれば、メンタルヘルス不調者に対して、できるだけやさしく接していかなければと思うものでしょう。

しかし、**そのことで支援者自身が困っているのであれば、「職務以外のことで話を聴いてあげることは難しい」ということを明確に伝える必要があります。**

そこに罪悪感をもつ必要はありません。公私混同することなく、会社での役割としては公にしっかりサポートする、同時に「私には私の生活があり、私生活面ではサポートできない」ということを、勇気と誠意を込めて伝えてください。そのときはアイ・メッセージで伝えることを心掛けてくださいね（p.101 参照）。

少し冷たいことを言いますが、もしそれで相手がわかってくれない場合であっても、そういう人は自分を依存させてくれるターゲットを探しているだけなので、支援者だからといってあなたがそのターゲットになる必要はありません。

また、**相談者を「同情」**（p.88、共感・同情・同意の違いを参照）**して依存させることは、相手の勇気をくじくタテの関係を発生させ**

ることにつながっています。自己犠牲を払っている時点で自分の勇気もくじかれていますね。

アドラーは「人の悩みはすべて対人関係」と言いました。

勇気がくじかれた者同士がつながると、必ずタテの関係性が生まれて、またそこには必ず悩みも生じます。

そこに気づいたほうが、自分を勇気づけ、相手を勇気づける（ときに距離を置く）という選択をすることが、健全な対人関係を保つコツです。

「相談者は自分の力で勇気を取り戻してくれる」、それを信じることがゆいさんの仕事です。相談者が治療を終えて、職場へ笑顔で戻ってきてくれることを信じましょう。ここでも課題の分離が大切になってきます。

勇気づけ

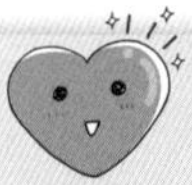

メンタルヘルスサポートのポイント

- **職務以外のことは対応できなくてよいし、そこに罪悪感をもつ必要はない。**
- **罪悪感や怒りで相手にコントロールされない。**
- **相手を信じることも勇気づけとなる。**

Column

休職と復職を何度も繰り返す人への対応

休業（欠勤・休職）を何度も繰り返す人は、どこの会社でも一定数いると思います。繰り返すといっても、就業規則上、復職までの期間や復職基準などは無制限ではないと思いますが、もし中小規模の会社で規則が整備されていない場合は、**まずは休業・復職関連のルールづくりから始めることが必要です。**

休業を繰り返すということは、つまりは「治っていない」ということです。主治医が診断書で「復職可」と書いていたとしても、休業者がどんな職場でどんな仕事をしていたかを理解せずに書いていることがほとんどです。

そのため、診断書は参考程度にしかなりません。産業医の意見を参考に、最終的には会社が復職の可否を判断する必要があります。

休業を繰り返さないように、また休業期間を長引かせないようにできることとして、**ある程度まとまった期間はしっかり休んでもらう必要があるでしょう。病状にもよりますが、最低でも2～3カ月間は仕事から離れて、睡眠をはじめとする生活のリズムを整える必要があるケースがほとんどです。**

また、復職に伴い、部署異動をしたり、レポートライン（自分がどの上司の指示に従い、報告の義務を負うかという系統）を変えたりしても休業が繰り返される場合は、環境や仕事に原因があるのではなく、本人が自分らしさから大きく離れ、ビリーフを優先させてしまっている可能性が高いのです。

このように何度も休業と復職を繰り返す場合、休業して投薬治療を受けるだけではよくならないことが大半です。根本的解決には、カウンセリングやセラピーを受けることも検討する必要があるでしょう（p.183、第5章 カウンセリングを受けてみよう！を参照）。

事例16 支援者自身の悩み（メンタルヘルス不調者との接し方）

相談者のプライベートな問題に踏み込んでいいのかわからない

相談者（支援者） **花咲《はなさき》ゆい** （自己肯定・自己犠牲ぎみ）

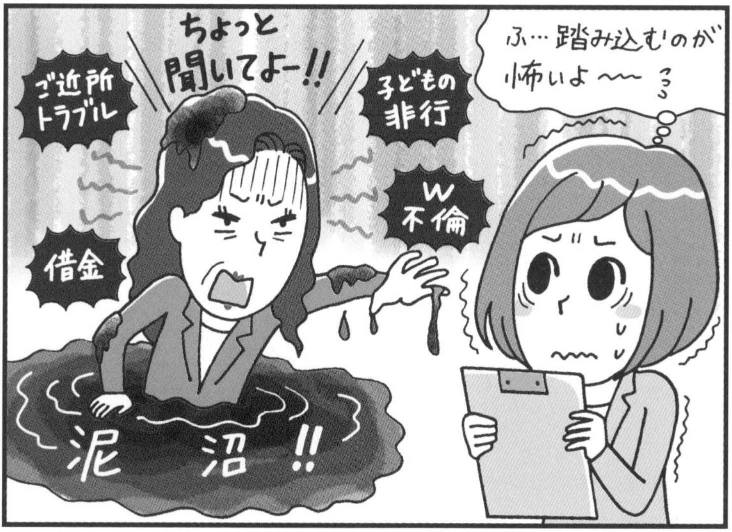

メンタルヘルス不調の人たちは、仕事以外のプライベートでも問題を抱えていることが多いと感じています。家族、夫婦、知人、ご近所の人などとのもめごと、借金などの金銭トラブル、先日は過去に犯罪歴があることがわかった従業員もいます。本人のサポートをするためには、ある程度深く踏み込んだほうがよいと考える自分がいる一方、重たい内容にたどり着くことも多いため、踏み込むのに躊躇《ちゅうちょ》する自分もいます。聴いてしまうと、またその情報の取り扱いも慎重さが必要となるので、苦慮しています。

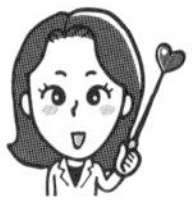

ミレイ先生の
勇気づけアンサー

　メンタルを病んでいる人の話を聴くことは、なかなかしんどい部分もあります。知らなくてもいいプライベートな情報を知ってしまったがために、それを誰にも漏らすことができず、抱えて苦しんでしまうこともあると思います。

　そんな、支援者の人たちにこの言葉を差し上げます。**冷たいように聞こえるかもしれませんが「しょせん他人」です。**

　職務だからと言って、深い話を聴く義務はありません。あなたが負担に思わない、できる範囲で十分です。これ以上、踏み込みたくないなと思えば、それ以降は自分の課題ではないと割り切って大丈夫です。

　「それ以上のお話は、プライベートに踏み込んでしまうので、主治医やカウンセラーとお話ししてくださいね」と言ってもいいのです。

　傾聴が大切とは言え、なんでもかんでも相談者の話を聴くことが、勇気づけなのではありません。仮に話を深く聴かなくても、その場その場であらわれてくる相談者の“気持ち”に「共感」してねぎらう。その人の“想い”を「尊重」し、この人は大丈夫なんだと「信頼」する。その繰り返しが勇気づけにつながるのです。

　それには、自分の勇気がくじかれていないことが前提となるので、**話を聴くことが自分への勇気くじきになるのなら、それをしない選択をすることも必要なことです。**

　また真にヨコの関係で、相手を信頼できるようになってくると、その人がどんな人であっても、「この人はいつか必ずこの状態から立ち直ることができる」と思えるようになるので、重たい情報があっても「そっかー、大変だったのですね」程度でいられるようになり、それほど苦にならなくなってきます。相手の状況に巻き込まれることがなくなってくるということです。

巻き込まれているうちは、まだ「課題の分離」ができていないのかもしれません。

中には、「面倒くさいメンタルヘルス不調者なんて、医者に任せとけばいいんだ」と書類を右から左に処理するだけの担当者もいるかと思います。

そのような人たちと比べたら、**本書の登場人物や本書を手に取っている読者の皆さんは、「メンタルヘルス不調者とのかかわりが重たいと思いながらも、相手と真剣に向き合っていきたいと思っている十分にやさしさをもった人」なのです。そんな自分をまずはねぎらってみてください。**

断ってもいい、聴かなくてもいい、しょせん他人。一見、冷たい対応のようですが、それが相手との関係を崩さず、課題に踏み込みすぎないために必要なときもあります。

勇気づけ

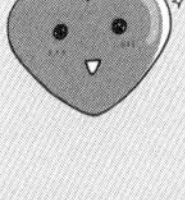

メンタルヘルスサポートのポイント

- ♥「しょせん他人」と思う。
- ♥自分の勇気くじきにならないように、「聴かない」という選択も重要である。
- ♥職務に責任感をもっている自分をねぎらう。

事例 17 支援者自身の悩み（職場環境）

人事部がない会社でメンタルヘルスの担当者に任命されて荷が重い

相談者（支援者） 花咲《はなさき》ゆい （自己肯定）

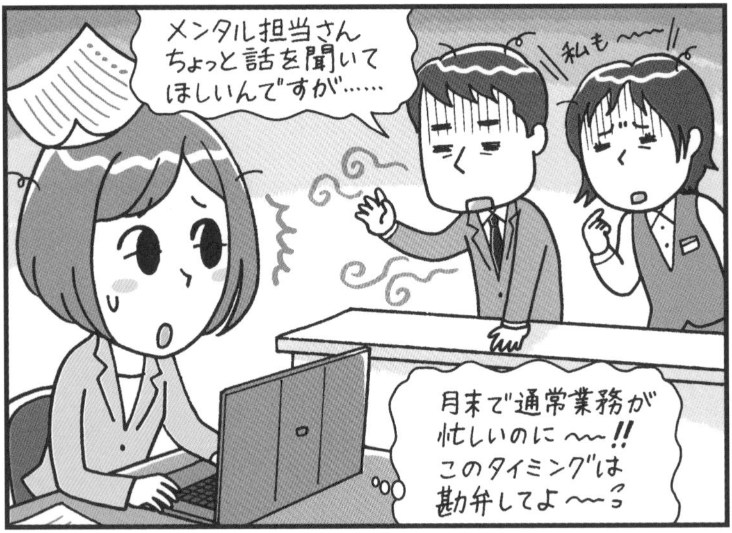

私は総務部に所属して、さまざまな雑務をこなしています。１年前に、事業所内の「メンタルヘルス推進担当」になりました。それから、専門知識もなく、何をしていいかもわからぬまま、メンタル面での不調に悩んでいる従業員の話を聴き、月に一回来る産業医と連携し、休職・復職の援助をしてきました。もともとお節介な性格ですし、「誰もいないなら私がやらなければ……」という責任感からがんばってきましたが、力を尽くしても不調者は減っていかず、もう面倒見きれません。このままでは私が心の不調に陥りそうです。

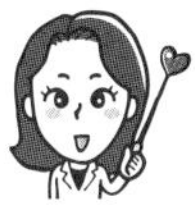

ミレイ先生の 勇気づけアンサー

自分がやらなければという義務感や責任感は、仕事をしていくうえでとても大切なものですが、それで自分を追い込みすぎてしまうと、自分自身の勇気がくじかれてしまいます。

とくに、がんばり屋さんの人は「もっともっと」という想いが強く、そのような状態になりがちです。

小規模な会社の場合、忙しい社内で誰かがメンタルヘルス担当を兼務することがほとんどでしょう。しかも、**何もわからないところから、1年ものあいだ一生懸命に職務に取り組んできたゆいさんは、まずは自分のことをよくねぎらってあげてほしいのです。**

「私、よくがんばってるな」「ひとりで偉いよ」、そんな言葉を自分にかけてみるとこれまでのがんばりが報われ、少し勇気が出てくると思います。

メンタルヘルス不調者は増え続けています。**その背景には、時代の流れや会社の制度の問題など、複合的な要因が存在しており、決して支援者個人の責任ではありません。**増え続けていく不調者の人数が、支援者のキャパシティーを超えてしまっており、それを自分ひとりで背負おうという考えにすでに無理があるのです。

「じゃあ、どうしたらいいんですかっ！」というゆいさんの声が聞こえてきそうですが、**ゆいさんが不調者のために今できることは、「自分の勇気をくじかないこと＝自分を大切にすること」です。**

自分を勇気づけられる人だけが、本当に他者を勇気づけることができます。**自分自身を責めたり、叱咤激励ばかりしている人は、他者にもそれをしてしまいます。**

自分自身も業務に追われて、しんどくてもがんばってぐったりしているところに、不調者が話を聴いてくれと来ても「自分でなんとかしてくれ！」と思ってしまいますよね。

不調者が増えていくのを見ていると落ち込むのもわかりますが、ゆいさんが原因ではないのですから、自分を許してあげてください。

「ま、しょーがないか」「時代のせいだ」とあきらめると（明らかに観ると）、「私がなんとかしなければ」という気持ちが少しは緩むと思います。

また、これまでの仕事を振り返ってみれば、ゆいさんのがんばりや人柄に救われ、勇気を取り戻して元気になった人たちがたくさんいるはずです。そんな人たちの顔や言葉を思い出してみれば、自分の仕事の意義や意味を感じられるはずです。

もし職務内容にまだ自信がないようなら、メンタルヘルス関係の専門研修などに会社から参加してみるのもいいと思います。その場でできた仲間たちも、あなたを勇気づける財産になります。

「いつでも自分を勇気づける、それが何より最優先」、この原則を忘れないようにしてください。

勇気づけ

メンタルヘルスサポートのポイント

♥「これまでの自分」にねぎらいの言葉をかけてみる。

♥時代や会社が原因であるとあきらめて（明らかに観て）、自分を責めない。

♥原則は、いつでも「自分を最優先」で勇気づける。

事例 18 支援者自身の悩み（職場環境）

環境的要因が大きい問題に、どう支援したらよいのかわからない

相談者（支援者） **世良《せら》さとこ**（自己犠牲・自己否定ぎみ）

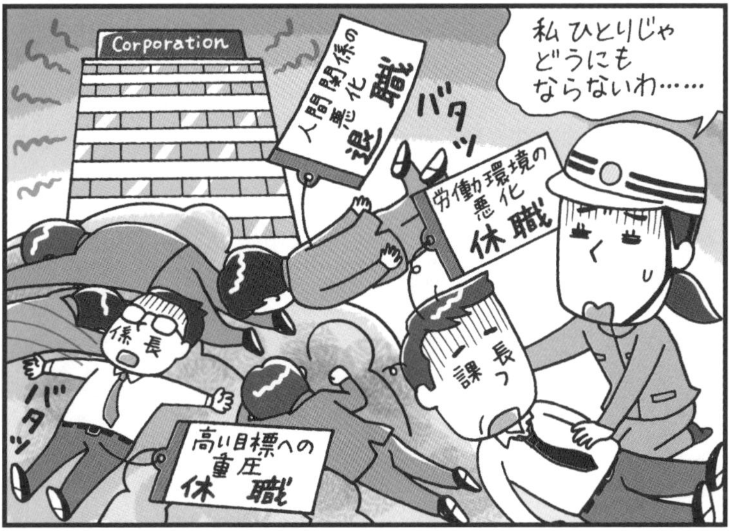

職場の人員不足や、人員配置の難しさなど、管理職から相談を受けることが多いのですが、職場の環境的要因が大きくてどうにもならないことが多くあります。最近は、そんな状況からメンタルヘルス不調に陥る管理職も多く、より状況は深刻化してきていると感じています。私だけで会社の状況を変えられるようなこともなく、彼らを助けることもできず、このような悩みに支援者としてどう対応したらよいのかわかりません。

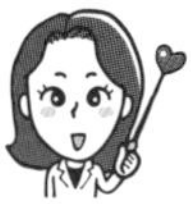

ミレイ先生の
勇気づけアンサー

「管理職の望むように人員を補ってあげたい」、人事部の担当者としては誰もが感じることだと思います。

ただし、そう簡単にはいかないのが人事の難しさです。会社の裏事情などもわかるため、もしかして板挟みで苦しい思いもされている人も多いかもしれません。

支援者自身が力になれないことに無力感を感じてしまうと、自分に勇気くじきをしてしまいます。ここでも、自分が自分を勇気づけることが重要です。

勇気づけるには、ねぎらい、プロセス重視、楽観主義など、いろいろ自分自身を使って試してみてください。それが人を勇気づけるときに必ず役に立っていきます。

また職務においては、管理職の人たちを「助ける」という意識から抜け出す必要があります。

管理職の皆さんは限られた人員や条件の中で、職務を遂行することが仕事ですから、その部分はあなたの課題ではありません。あなたはあくまでもそのサポートだということを心得ましょう。

また、そのような悩みを受けつける部署でもある人事部にいると、とくに「なんとかしなければ……」と感じてしまうのかもしれません。

しかし、制限のある中でも粛々と仕事をこなしている管理職の人たちもいるはずですから、ことさらに問題視することなく、**自分が自分の勇気をくじかない範囲で最善を尽くせていればOKです。**

ここまでのケースでも述べてきたように、**何か具体的なことがで**

きなくても、管理職の皆さんに寄り添って、愚痴を聴いたり、少しでも勇気づけたりできれば、それだけでも十分な支援です。

もしその相手が会社を休職したり、辞めたりすることになっても、それはあなたのせいでも会社のせいでもありません。

長い目でみれば会社を辞めることが、その人にとって良い選択なのかもしれません。

メンタルヘルス不調になることさえ、その人の人生レベルで俯《ふ》瞰《かん》すれば、自分らしい人生へと舵を切っていく大切なきっかけであるかもしれないので、決して悪いことではないと私は考えます。

問題は、それを問題だと思ったところにあらわれます。管理職たちの希望に耳を傾けながら、ひとりで背負いすぎず他部署との連携をはかりながら「今の状況で自分にできることはなんだろう」と、いつも協力的な態度で考えてみてください。

勇気づけ

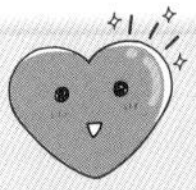

メンタルヘルスサポートのポイント

♥無力感を感じると自分への勇気くじきになる。
♥自分への勇気づけが、他者への勇気づけにつながる。
♥職務遂行は管理職の仕事で、人事はあくまでも間接的サポート。
♥相談者の気持ちに寄り添うだけでも、十分な支援になっている。

事例 **19** 支援者自身の悩み（職場環境）

メンタルヘルスの研修を推進したいが上司や同僚が協力的でない

支援者 世良《せら》さとこ （自己肯定・自己否定ぎみ）

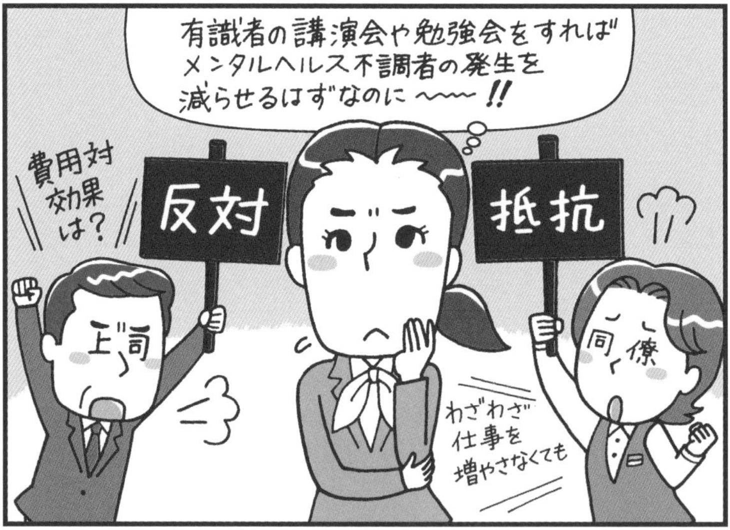

メンタルヘルス対策担当者として、これまで勉強してきた知識をほかの従業員と共有できれば、不調者が減るだろうと期待しています。有識者を招いた講演会や勉強会の開催を行いたいと思っていますが、人事部の上司に進言すると「費用対効果は？」「忙しい従業員に負担がかかる」などと反対ばかりされ、許可が出ない状況です。同僚からも「医師の仕事でしょ」「ほかの業務もあるのだから」と取り合ってもらえません。私自身モチベーションが高いほうだと思ってがんばってきましたが、最近はやる気も下がってきました。

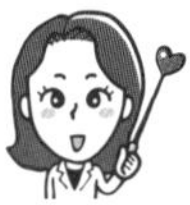

ミレイ先生の 勇気づけアンサー

最近の企業では、メンタルヘルスサポートがとても重要だという認識はありながらも、収益を上げるという本来の目的からは離れているため、その優先順位はいまだ低く扱われがちです。

そのうえ、人事部自体が収益部門でないため、成果が見えづらく評価されにくい部署でもあります。そんな中、「やりたい！」という気持ちをもっている支援者は、それだけで貴重な存在です。

ただし、**人事部が社内的にそのような立場にあることには、共感してみる必要があります。**

アドラー心理学における「共感」とは、「相手の関心や状況などに関心をもつこと」です。

上司はいつも部下たちよりも高い目線で物事を見ています。もしかすると、今研修で予算を使うことが、保健師であるさとこさんの社内での評価に影響するかもしれないと、懸念を抱いているのかもしれません。

誰でも本当は、メンタルヘルス不調者を減らしたいし、みんなに幸せであってほしいと思っています。その方向性やタイミングが違うだけなのだと心得ましょう。

また上司の言うように、従業員への研修における効果についても実際に検証してみる必要があると思います。

このような研修は、もともとモチベーションが高く能力のある人たちは一生懸命に取り組むものですが、本来もっとも聴いてほしい人たちには「自身にかかわることだと思ってもらえず響かない」ということもありがちです。

「本当に効果的な研修とは何か」を考える良いチャンスなのかもしれません。

そしてもし、さとこさん自身が上司や同僚を批判したり、また自分の力を信じられず、やたらと自己正当化をしていたりするような状態では、あなたの話は聴いてもらえないかもしれません。

「あなたと話しているとすごく元気になれるわ」「さとこさん、メンタルヘルスの勉強で変わったね」「ああ、これが勇気づけっていうものなんだ」などと言われるようになったときに、はじめてほかの人たちも、それを取り入れてみようと思うようになるものです。

最初は「人事部の仲間から勇気づける」という意識でよいのではないかと思います。つながり感覚をはぐくみながら、自分と同じ志をもつ仲間や集団を少しずつ広げていきましょう。

相互尊敬・相互信頼の関係をつくりながら、アドラー心理学らしくプロセス重視で少しずつ進めていければいいですね。

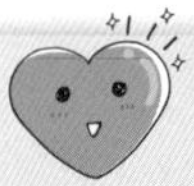

勇気づけ

メンタルヘルスサポートのポイント

♥まずは上司や同僚に「共感」する。

♥「やりたい！」という気持ちは大切にしながらも、自分の提案を再検証してみる。

♥まずは自分の周りを勇気づけることから始める。

事例 20　支援者自身の悩み（職場環境）

相談しても、はっきりしない産業医の態度にもやもやする

相談者（支援者）　世良《せら》さとこ　（自己肯定）

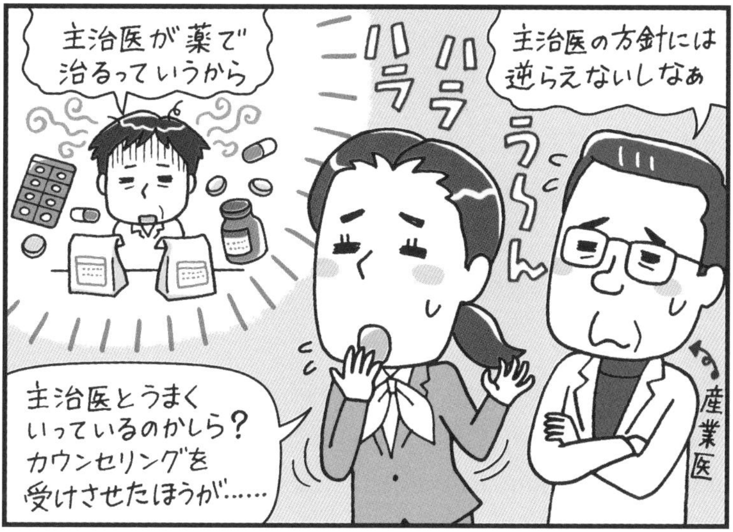

Ｒさんがメンタルヘルス不調で休職して１年が経ちました。面談で状況を聞いても、薬の量が増えているだけで症状は良くなっていない様子です。気の弱いＲさんは、「薬を飲んでいれば治る」という主治医の言いなりなのではないかと気をもんでいます。非常勤の産業医に相談しても「主治医の方針には逆らえない」とはっきりしない様子。産業医には、主治医をかえるなり、もっとカウンセリングや生活習慣の改善に関する指導をしてもらいたいと思っています。これまで同じように状況が改善しないままで休職期間満了となり、退職した人を何人も見ているので、もやもやしています。

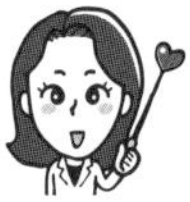

ミレイ先生の 勇気づけアンサー

近頃の医療機関での診察は「3分診療」とも言われていますし、薬を出すことしかしない医師がいるという話もよく聞きます。しかし、そのような治療であっても治って復職する人がいるのも事実です。

もちろん個人にじっくり向き合ってくれればよいのですが、一概にそれが良いとも言えないのかもしれません。

また、**Rさんの報告にも何か偏った部分があるのかもしれません。**

通常、会社の規定で決められた期間内に復職できないと休職期間満了で退職となるため、焦る気持ちは当然ですが、**まずは、支援者の職務として、「課題の分離」をし、冷静に自分にできることを進めていきましょう。**

主治医は、薬だけを使うことが正しい治療であると考えているのであれば、その方針は変えられないと思います。また、Rさんを通して主治医に意見をするのもおかしな話です。

ただし、**産業医には産業医の考えがあるのだと思いますが、思い切って「Rさん、1年経っても、よくなっていないですね？」「私はRさんにできることをしてあげたいと思っています」と自分の考えを伝えてみてもいいかもしれません。**

また、**「Rさんに、今の治療についてどう感じているのか聞いてみたり、私からリワークプログラムやカウンセリングの提案をしてみたりしてもいいですか？」と産業医に聞いてみるという選択肢もあります。**

役割の違いがあったとしても、産業医はいっしょに仕事をしている仲間です。もしも「先生にこんなこと言ってもいいのかな」と躊《ちゅう》躇《ちょ》してしまうとしたら、それは自分がタテの関係に入っているサインです。ここでは無用な忖度《そんたく》などせず、「ヨコの関係」で、支援者は自分が思っていることを素直に伝えていいのです。

自分の発言を産業医がどうとらえるかも課題の分離です。

もちろん伝えるときは「アイ・メッセージ」で伝えましょうね(p.101 参照)。

そしてRさんに対して、あなたができることはやっぱり勇気づけです。

「メンタルヘルス不調に対してコレ！」という、万人に対して確実に効果のある治療法がない現状においては、本人が「この状態から抜け出すぞ」「私にはその力がある」と思える勇気づけこそがいちばんの支えになると私は考えます。

そのためにも、Rさんを弱い人にせず、「あなたが誰よりも信じて応援していく！」、そのサポーターになってください。

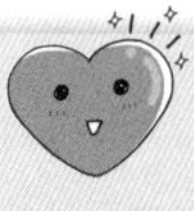

勇気づけ

メンタルヘルスサポートのポイント

♥それぞれのメンタルサポート支援は「専門家」に任せる。
♥治療方針に異議があっても「課題の分離」をして考える。
♥役割の違いがあったとしても、いっしょに働いている仲間とは「ヨコの関係」を意識する。
♥勇気づけが、不調者へのいちばんの支えとなる。

Column

カウンセリングの必要性

メンタルヘルス不調に至った場合、一般的には薬の治療をイメージする人が多いでしょう。しかし、日本うつ病学会による『気分障害の治療ガイドライン』では、全例に行うべき基礎的なかかわりとして「患者背景、病態の理解に努め、支持的精神療法と心理教育を行う」とあります。つまり、**薬を飲んでいるだけでは治療は不十分なのです。**

私たちが心を病むのは勇気がくじかれており、自分自身とうまくつき合えておらず、他者との関係をうまくつくっていけていないからです。私はメンタルヘルス不調で通院や休業をする人には、自分らしいあり方で他者とつながりをつくっていけるようになるために、治療の一環としてカウンセリングを受けることを勧めています。

カウンセリングはクライアントが直面している問題の解決や症状をやわらげることにも役立ちますが、本質的にはクライアントの自己理解や自己成長のためのものです。

メンタルヘルス不調に至る背景には、自分らしさ、すなわち自分なりの感じ方、感情を抑圧して、自分の人生を制限する「ビリーフ（性格特有の考えや思い込み）」を優先してきたことがあります。不調な状態から根本的に回復するためには、これまでに蓋《ふた》をしてきた、とくにネガティブな感情を十分に味わい、それらの考えを書き換えていく必要があります。そのためにカウンセリングが役に立つのです**（p.183、第5章 カウンセリングを受けてみよう！を参照）**。

引用文献

1）気分障害の治療ガイドライン作成委員会．日本うつ病学会治療ガイドラインⅡ うつ病（DSM5）／大うつ病性障害 2016．2016，日本うつ病学会，8.

ここまで勇気づけメンタルヘルスサポートについてお話ししてきましたが、何か気持ちに変化はありましたか？

私はずっとメンタルヘルス不調者を「心を病んだ人」だと思って支援してきたのですが、ただ「勇気がくじかれている人」だったという気づきがとても大きかったです。

ぼくは「なぜメンタルヘルス不調になるのか理解できない」と思っていたけど、心の不調に至る人たちは特別ではなく、自分と変わらない同じ仲間だと思えるようになりました。また、部下と接する際には、「いろいろな考え方の人がいること」をもっと理解してかかわるようにしたいとも思いました。

私は、つらそうに不調を訴える方に対して、どう接すればいいのか途方に暮れることがありましたが、誰に対しても同じように勇気づけで接すればよいのだと気づきました。

私はメンタルヘルス不調者を「弱い人」だと決めつけて、自分が「お世話をする強い立場」というタテの関係をつくっていたことに気づきました。「私がなんとか引き上げてあげなければ」という思いが、勇気をくじく態度だったなんて……。

私も同じように思っていて、驚きました！

真面目で仕事熱心な支援者の人たちは、そうなりがちですよね。**私たちが心の不調に至る人たちを変えようとするのではなく、「信じて見守り、自分で立ち直る援助をすること」。これが勇気づけメンタルヘルスサポートの真髄です。**

まずは「自分自身を勇気づけること、大切に扱うことが最優先」という考え方もはじめて聞きました。

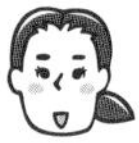

職場環境が変えられないときには、「自分を守る」「被害を最小限にする」という思考をもつことが勇気づけの方向になるという考えも、自分では思いつきませんでした。

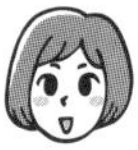

私は「がんばっている自分にこそ価値がある」と思い、「気合でがんばればなんとかなる」と信じていましたが、それ自体が私のビリーフだったと気づきました。これからは、がんばれない自分にもOKを出して、自分を勇気づけたいです。

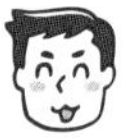

ぼくは楽観主義なので､よく同僚から「ノーテンキなヤツだ」と言われていたけど、実は自然と自分を勇気づけていたことに気づいて、もっと自分が好きになりました。

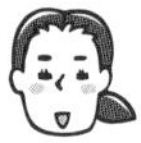

だから、まさとさんといると、自然体のおだやかな雰囲気が伝わってきて、リラックスした気持ちになれるのですね。

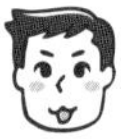

さとこさんといっしょに勉強して、こんな誠実な人なら、メンタルヘルス不調者を減らしていけると思いました。

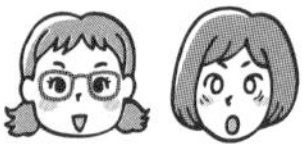

（まさとさんに視線を合わせて、心の中で）
私たちにも何か勇気づけの言葉をプリーズ！

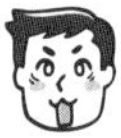

もちろん、すなおさんとゆいさんも頼りになる仲間だよ！
いっしょに勉強できて、心強かったです。

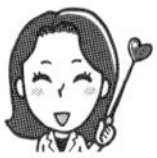

もう皆さんは勇気づけの達人ですね！　自分を大切にして相手も大切にする。**私たちは誰もがいつからでも勇気づけによってつながっていくことができるのです。**勉強会、おつかれさまでした。

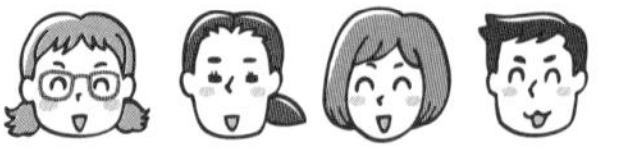

これからも､勇気づけを実践していきます！
ありがとうございました。

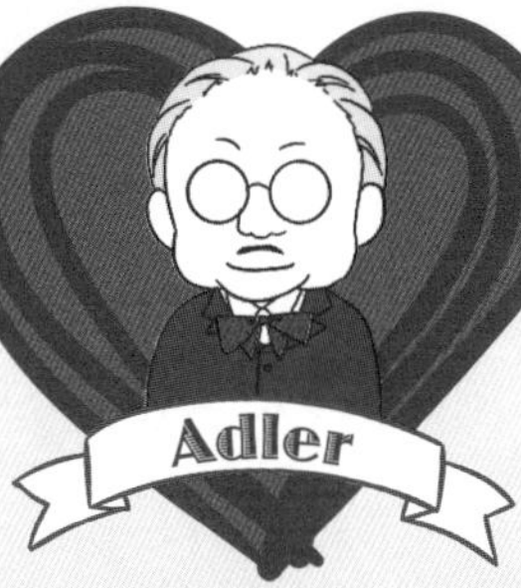

第5章 カウンセリングを受けてみよう！

第５章では、広義のカウンセリングの定義、カウンセリングの本質、カウンセラーの見つけ方について説明します。面談で相談者により深く寄り添うためにも、支援者のあなた自身が、ぜひ、一度、カウンセリングを受ける経験をしてみることをおすすめします！

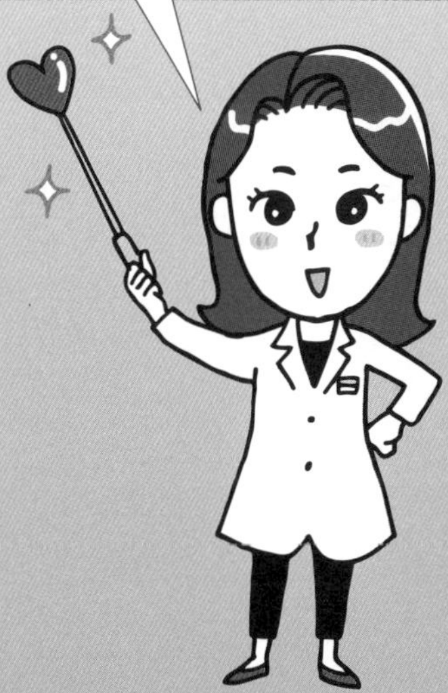

第5章のポイント

①カウンセリングは、精神的に病んだ人のためだけのものではない。

②問題を解決したり、症状をやわらげたりすることだけがカウンセリングの目的ではなく、精神的な健康を保ち、自己理解・自己成長を支援していくことこそがカウンセリングの本質である。

③支援者自身がカウンセリングを受けてみることで、傾聴や共感の重要性を自分の経験として理解することができるようになる。

④支援者自身がカウンセリングを通して自分を癒やし、自己受容をしていくことで支援の質が上がる。

⑤カウンセラーとの関係を通して、クライアントは勇気づけられ癒やされていくので、カウンセラーとの相性が重要である。

⑥カウンセラー自身がどれぐらい自分と向き合い、自己一致をしているかが、カウンセリングの質にかかわってくる。

1 広義のカウンセリング

皆さんはカウンセリングを受けたことがありますか。

残念ながら、とくに日本ではカウンセリングは、「精神的に病んだ人が受けるもの」というイメージがいまだに根強いようです。

そのため、メンタルヘルス不調者にカウンセリングを受けるように勧めることはあっても、自分自身はカウンセリングを受けたことがないという支援者のほうが多いのではないでしょうか。

カウンセリングの意味を簡単にまとめると、表のようになります。

表の①のように、**一般的にイメージされるであろう「問題の解決や治療目的のためのカウンセリング」はあくまでも狭義のカウンセリングで、広義のカウンセリングには、より広いさまざまな活動が含まれ、上司が部下の成長を支援することもこれにあたります。**

♡表…狭義のカウンセリングと広義のカウンセリング

狭義のカウンセリング	①問題の解決や治療目的のためのカウンセリング
広義のカウンセリング	①問題の解決や治療目的のためのカウンセリング ②精神的な健康を保つためのカウンセリング ③自己理解や成長支援のためのカウンセリング

アメリカ心理学会（American Psychological Association：APA）はストレス対処のために、５つの方法を提案しています。

ストレス対処のための５つの方法（アメリカ心理学会）

- ストレスの原因を避ける
- 運動する
- 笑う
- サポートを得る
- マインドフルネス

（アメリカ心理学会ウェブサイトより引用．http://www.apa.org/helpcenter/manage-stress.aspx）

この中の「サポートを得る」は、「ソーシャルサポート（社会的支援）を活用する」ことで、親しい人に頼るという意味もありますが、どちらかと言うと「専門家に相談する」という意味合いがあります。

メンタルヘルス不調にまでは至らなくても、日常生活の中で悩んだり、なんだか胸がザワザワしたりするようなことは誰しもあるでしょう。

そんなときに、家族や友だちなどの身近な人に相談しても、気持ちを受け止めて共感してもらえなかったり、頼んでもいないのに余計なアドバイスをされたり、頭ごなしに否定されたりすると、かえってストレスを増すことにもなりかねません。

そんなもやもやした経験が、皆さんもあるのではないでしょうか。

こんなときには、「身近な人」よりも、「信頼できる専門家」に相

談して、自分の気持ちに共感してもらい、自分を理解するサポートをしてもらうことがストレス緩和にも役立つのです。これは表の②の「精神的な健康を保つためのカウンセリング」と言えます。

カウンセリングはクライアントが直面している問題の解決や症状をやわらげることにも役立ちますが、本質的にはクライアントの自己理解や自己成長のためのものです。

私たちは、「自分はどんな人間なのか、自分が本当は何が好きで、どんなふうに生きていきたいと思っているのか」などは、ふだんはなかなか考えないので、意外と自分のことをよくわかっていないものです。

けれども、人生のライフイベント（就職・転職・結婚・離婚・定年・介護など）を迎えるときなどに、自分はこういう人間で、こういうことを大切にしていて、自分らしい生き方はこんな感じ、などについてわかっているほうが、より自分らしく自由な人生を選択していける可能性が高まります。

このようなアプローチのカウンセリングは、表の③「自己理解や成長支援のためのカウンセリング」ともいえ、表の①〜③をひっくるめたものが広義のカウンセリングだと言えます。

2 カウンセリングの本質

どんなに「傾聴が大切」「相談者の話をしっかり聴いたほうがいい」と頭で理解していても、自分自身が誰かに共感してもらい、じっくりと話を聴いてもらった経験がなければ、「傾聴の重要性」や「話を聴いてもらえることがどれほど癒やしにつながるか」を本質的に理解するのは難しいでしょう。

支援者として真剣に仕事をしていきたいと考えている人であればなおさら、自分自身の経験として傾聴や共感の大切さを理解しておくことに意味があります。

第2章（p.50～54）で説明したような、親との関係により、あるいは社会に所属するために自分らしさを抑え、自分なりのキャラ設定をして、そのキャラに応じて「ビリーフ（性格特有の考えや思い込み）」をもつようになるのは何もメンタルヘルス不調者に限った話ではないのです。

一見、健常な人であっても幼少期には発揮されていたであろう自分らしさ、自分らしい感じ方、感情を抑圧し、数多くの思い込みに縛られています。

支援者がカウンセリングを通して、自分を縛る考えや思い込みに気づき、自分らしさを思い出していくことは、メンタルヘルス不調者をより深く理解し、支援の質を高めることにもつながります。

私自身、受診が必要なほどに病んでいたというような状況ではありませんが、悩みや人生の課題と向き合う中で、「私ってどんな人間なのだろう？」「自分らしい人生を生きたい」と思い、自分のためにかなりの回数のカウンセリングやセラピーを受けました。

その過程で、想像以上に深いレベルで悲しみや怒り、絶望感などの感情を抑圧していたこと、また数え切れないぐらいの考えや思い込みに縛られていたことに気づきました。

カウンセリングを通して封印していた感情を癒やし、自分を制限する思考を手放すことで、人生がとても楽に生きやすくなりました。また、自分自身を競合的に裁くことがなくなり、自分を許せるようになり、自分らしい感じ方をそのままに受け入れられるようになりました。

私自身も、最近やっと、自己受容の状態（p.40 参照）になれたという感覚があります。

そして、**自分が癒やされていくに伴い、それまでは自分の価値観で競合的に裁いて、心の中でダメ出ししていた他者に対しても、ありのままのその人を受け入れられるようになりました。また、面談やカウンセリングでも、相談者により深く寄り添えるようになったと感じています。**

- **カウンセリングの本質**：悩みや問題の解決、症状をやわらげること以上に、クライアントの自己理解、自己成長を支援していくことにある。

3 自分に合ったカウンセラーの見つけ方

①自分に合ったカウンセラーはどうやって見つけるの？

メンタルヘルス不調者に「カウンセリングを受けてくださいね」と伝えると、「カウンセラーはどうやって見つけるのですか？」とよく聞かれます。

かかりつけのクリニックで、主治医とカウンセラーが連携できる場合はそこでカウンセリングを受けるのがもっともスムーズです。ただし、クリニックには臨床心理士や公認心理師などの心理職が在籍していないことも多いですし、運良く在籍していたとしても、カウンセラーと相性が合うかどうかは別問題です。

カウンセリングの父とよばれるカール・ロジャーズは、「心理療法はカウンセラーとクライアントの関係のあり方そのものである」と考えました。

つまり、**クライアントは「セラピスト（カウンセラー）との関係を通して、勇気づけられ、癒やされていく」ので、カウンセラーは誰でもよいわけではなく、相性がいいかどうかがカウンセリングを行ううえでとても重要なのです。**

また、**クライアントを支援するためには、カウンセラーが自己一致（p.160 参照）していることがとても大切です。**

自己一致とは「カウンセラーが関係の中で自分自身であり、専門家としての仮面や、個人としての仮面をつけておらず、純粋で偽りのない姿でいること、真実のその人でいること」ですが、これは簡単なことではありません。

クライアントへの支援は、カウンセラー自身が自分と向き合った深さまでしかできないので、単に表面的な知識や技法を学んだだけのカウンセラーでは、容易にクライアントを傷つけ、勇気をくじくおそれがあります。

そのため、カウンセラー自身が十分にクライアント体験（自分自身がクライアントとしてカウンセリングを受けた体験）をしていることも大切です。

②ピンとくるカウンセラーを見つけたら、思い切って会ってみる

最近は、何事もインターネットで検索をすることが多いと思いますが、ブログや SNS で情報を発信しているカウンセラーも増えました。

自分で探す場合には、「そのカウンセラーがどんな人なのか」「自分自身とどのように向き合ってきたのか」「どのように自己受容のためのプロセスを歩んできたのか」がわかるような人を探すようにするといいでしょう。

資格があるカウンセラーのほうが安心だと感じるかもしれませんが、公的資格のほとんどが記述式の試験のみで取得できるので、残念ながら資格の有無だけでカウンセリングの腕はわかりません。

本書の編集に協力していただいた私のカウンセラー仲間の加藤隆

行さんは、カウンセリングの公的資格をもっているわけではありませんが、会社員時代の20年間に3回うつで休職して自分自身と向き合ってこられたという生きた経験から、多くのクライアントをサポートされています。

ブログやSNSなどに、自分がかかわるイベントの宣伝や報告、また良いことばかり書いているカウンセラーよりは、**文章を通して失敗や欠点も含めてありのままの人柄が感じられるようなカウンセラーのほうが自己一致をしている可能性が高いと思われます。**

結局のところ、実際に会ってみたり、話をしてみたりしないとカウンセラーとの相性はわかりません。

初回は無料や安価で体験カウンセリングを行っているカウンセラーも多いので、**「この人だ！」とピンとくるカウンセラーがいたら、あまり堅苦しく考えずに、まずは、思い切ってその人からカウンセリングを受けてみるといいでしょう。**

一度、カウンセリングを受けてみて、相性が合わなければ（良い印象がなく、また話してみたいと感じなければ）継続しなければいいのです。

あきらめなければ、相性の合うカウンセラーは必ず見つかります！

皆さんも、ご縁があってメンタルヘルス不調者を支援する仕事をしているわけです。「一度、試しにカウンセリングを受けるという経験をしてみるか」というぐらいの**軽い気持ちでカウンセリングを受けたとしても、きっとなんらかの気づきがあると思いますよ。**

♡引用・参考文献一覧

1）上谷実礼『ミレイ先生のアドラー流“勇気づけ”保健指導：アドラー心理学で面談技法のスキルが身につく！』メディカ出版、2017 年

2）上谷実礼『ナースのためのアドラー流勇気づけ医療コミュニケーション：メンタルヘルスの専門家・ミレイ先生が人間関係の悩みを解決！』メディカ出版、2019 年

3）Adler, A. Der Aggressionstrieb im Leben und in der Neurose. Fortschritte der Medizin. 26（19）, 1908, 577-84.

4）A, Mehrabian. Silent Messages. Wadsworth Pub. Co, 1971.

5）Rogers, CR. The necessary and sufficient conditions of therapeutic personality change. Journal of Consulting Psychology, 21, 1957, 95-103.

6）エドワード・T・ホール『かくれた次元』日高敏隆ほか訳、みすず書房、1970 年

7）野田俊作『共同体感覚の諸相』アドレリアン、5（9）、1992 年

8）岩井俊憲『働く人のためのアドラー心理学「もう疲れたよ…」にきく 8 つの習慣』朝日新聞出版、2016 年

9）加藤隆行『「会社行きたくない」と泣いていた僕が無敵になった理由：人間関係のカギは、自己肯定感にあった』小学館、2019 年

10）池見陽編著『傾聴・心理臨床学アップデートとフォーカシング：感じる・話す・聴くの基本』ナカニシヤ出版、2016 年

11）古宮昇『プロカウンセラーが教えるはじめての傾聴術』ナツメ社、2012 年

12）諸富祥彦『はじめてのカウンセリング入門（上）：カウンセリングとは何か』誠信書房、2010 年

13）諸富祥彦『はじめてのカウンセリング入門（下）：ほんものの傾聴を学ぶ』

誠信書房、2010 年
14）東山紘久『プロカウンセラーの聞く技術』創元社、2000 年
15）鈴木秀子『心の対話者』文藝春秋、2005 年
16）野田俊作『Passage 1.3』アドラーギルド、2005 年
17）野田俊作『性格は変えられる（アドラー心理学を語る 1）』創元社、2016 年
18）野田俊作『グループと瞑想（アドラー心理学を語る 2）』創元社、2016 年
19）野田俊作『劣等感と人間関係（アドラー心理学を語る 3）』創元社、2017 年
20）野田俊作『勇気づけの方法（アドラー心理学を語る 4）』創元社、2017 年
21）本山智敬ほか編『ロジャーズの中核三条件 一致：カウンセリングの本質を考える 1』創元社、2015 年
22）坂中正義ほか『ロジャーズの中核三条件 受容 無条件の積極的関心：カウンセリングの本質を考える 2』創元社、2015 年
23）三國牧子ほか『ロジャーズの中核三条件 共感的理解：カウンセリングの本質を考える 3』創元社、2015 年
24）河合隼雄『カウンセリングの実際:〈心理療法〉コレクションⅡ』岩波書店、2009 年
25）リズ・ブルボー『五つの傷：心の痛みをとりのぞき本当の自分になるために』浅岡夢二訳、ハート出版、2006 年
26）百武正嗣『気づきのセラピー：はじめてのゲシュタルト療法』春秋社、2009 年
27）室城隆之『「生きづらさ」を手放す：自分らしさを取り戻す再決断療法』春秋社、2017 年
28）ドン・リチャード・リソほか『新版 エニアグラム【基礎編】：自分を知る 9 つのタイプ』高岡よし子ほか訳、角川書店、2019 年
29）芳村思風『人間観の覚醒 新装改訂版』致知出版社、2011 年
30）下園壮太『相談しがいのある人になる 1 時間で相手を勇気づける方法』

講談社、2008年
31）ジョン・ガバットジン『マインドフルネスストレス低減法』春木豊訳、北大路書房、2007年
32）手塚郁恵『自分を信じるレッスン：マインドフルネス・セラピー入門』春秋社、2012年
33）岸見一郎ほか『嫌われる勇気：自己啓発の源流「アドラー」の教え』ダイヤモンド社、2013年
34）アドラーギルド編『アドラー心理学基礎講座応用編テキスト』2015年
35）日本ゲシュタルト療法学会研修委員会編『ゲシュタルト療法テキスト新版』日本ゲシュタルト療法学会、2018年

♡おわりに

最後までお読みいただき、ありがとうございます。

数あるメンタルヘルス関連の書籍の中から本書を選んでいただき、とてもうれしく思います。

病気で仕事を休業することは大変なことだと思いますが、大変は「大きく変わる」という意味でもあり、「大変だなぁ」と感じるときは、自分や人生を大きく変えるチャンスでもあるのです。

メンタルヘルス不調は、「自分らしさから離れてしまっているよ」という人生からのメッセージです。自分の感情とつながり、自分を制限する思考である「ビリーフ（自分を縛る性格特有の考えや思い込み）」に気づき、ビリーフを手放していけると、誰のものでもない自分の人生を歩むことができるようになります。

そして、自分とつながり、自分らしく生きることは、メンタルヘルス不調者だけに必要なことではありません。**誰しもこれからの不安定な社会をしなやかに生き抜いていくために大切なこと、それは「自分とつながり、自分らしく生きる」ことです。**

自分がどういう人間なのかを理解し、ありのままの自分を受け入れることができれば、大きな強みとなります。

皆さんが本書を手に取ったきっかけは、メンタルヘルス不調者のサポートをするためだったかもしれません。けれど、もしも本書を通して、支援者の皆さんが自分自身の人生を見つめ直すきっかけを得られたとすれば、著者として喜ばしく思います。

「自分らしく生きるか」「自分に嘘をついて生きるか」の選択権は、自分自身の中にあります。本書を読んで「自分とつながり、自分らしく生きよう！」と勇気ある決断をされたあなたを応援しています。

本書で紹介した内容はおけいこごとのように日々、実践し、仲間といっしょに学んでいくことで、より深く理解し、身につけることができるようになります。私も勉強会などを主宰しているので、興味があれば参加してみてください（p.205、著者のWebサイトを参照）。

本書を終えるにあたり、次の方々に心から感謝申し上げます。

私を信じて支えてくれるヒューマンハピネス株式会社のメンバーたち、ともにメンタルヘルス不調者のサポートにあたっている支援者の皆さま、私を産業保健の世界に導いてくださった恩師である千葉大学名誉教授の能川浩二先生、アドラー心理学を伝えるために日々奮闘されている諸先輩方、アドラー心理学をはじめとする心の学びの仲間たち。そして、これまでに面談やカウンセリングでご縁をいただいた相談者の皆さまとのかかわりがなければ、この本が誕生することはありませんでした。

前著に引き続き執筆のサポートをしてくれた加藤隆行さん、メディカ出版編集者の西岡和江さんのおふたりは、私が大切にしたいことを尊重してくれ、終始、勇気づけながら伴走してくれました。かわいらしくわかりやすいイラストを描いてくれたイラストレーターの岡澤香寿美さんにも前著から引き続きお世話になり、ありがとうございました。チームでの本づくりは楽しい時間でした。

そして、いつも私を励まし、勇気づけてくれる最愛の家族に。

ありがとうございました。

2020年2月

上谷 実礼

索　引

欧文

あ行

か行

さ行

た行

ら行

著者紹介

上谷 実礼（うえたに みれい）

2000 年　千葉大学医学部医学科卒業

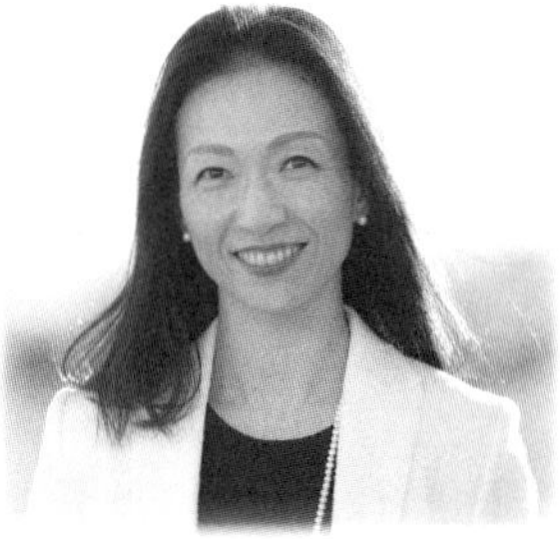

ヒューマンハピネス株式会社代表
アドラー心理学講師・心理カウンセラー
千葉大学大学院医学研究院非常勤講師
（元千葉大学大学院医学研究院講師）

【資格・所属学会等】

- 医学博士、産業医・労働衛生コンサルタント
- 日本産業衛生学会、日本アドラー心理学会、日本ゲシュタルト療法学会

医師として臨床現場で働く中で、生活習慣病の患者が多いことを目の当たりにし、予防医学の大切さを痛感。母校である千葉大学大学院医学研究院の研究室（環境労働衛生学）に戻り、働く世代の健康をテーマに社会医学の研究と教育に携わる。そこでめぐり会った産業医という仕事のおもしろさに魅了されていく。

また、研究室在籍中の 2007 年に、著作を通してアルフレッド・アドラーと運命的な出会いを経験する。「自分の人生は自分で決められる」「人生が複雑なのではなく、自分が人生を複雑にしているのだ。人生はいたってシンプルなものだ」というアドラー心理学の思想に自分自身の人生が勇気づけられる。当初は自分自身の幸せのために学んでいたアドラー心理学だったが、アドラー心理学を学び、そして実践することは心の養生になると確信し、産業保健活動での知見を活かしてアドラー心理学講師として活動するようになる。

社会で働く世代が幸せを感じられるように、自分を大切にして自分らしく生きられるようにサポートすることは日本社会への貢献にもつながると考え、多くの企業の産業医として幅広く活動する一方で、メンタルヘルスやコミュニケーションの専門家として企業や対人援助職向けの研修・講演、協力的な職場をつくっていくためのコンサルティング、個人セッションなどを行っている。

現在はアドラー心理学だけでなく、ゲシュタルト療法やその他の心理学・心理療法も取り入れ、勉強会「自分らしく生きるレッスン」を主宰し、100%の自分自身を生きる人がひとりでも増えるように草の根的な活動も行っている。

プライベートでは、男の子ふたりの母として勇気づけの子育てを実践し、子どもたちは明るく健やかに成長している。

●著者関連の Web サイト

ヒューマンハピネス株式会社の Web サイト（上谷実礼先生が開催する勉強会、個人セッションの案内など）…https://www.humanhappiness.co.jp/

心理カウンセラー加藤隆行氏（編集協力）の Web サイト（ブログ、カウンセリング、セミナーの案内など）…https://ameblo.jp/kussblue

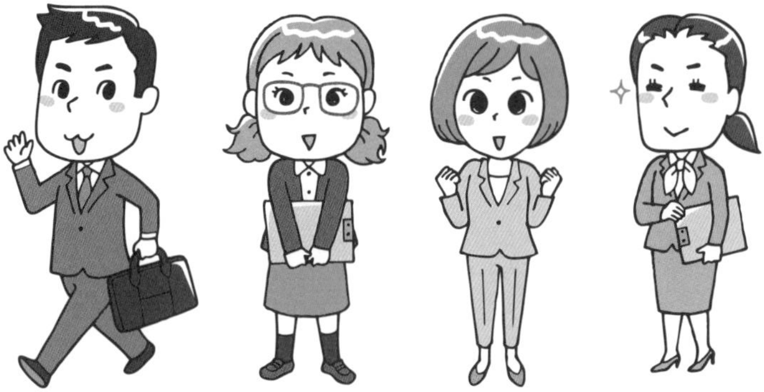

ミレイ先生《せんせい》のアドラー流《りゅう》勇《ゆう》気《き》づけ メンタルヘルスサポート

―産業《さんぎょう》保《ほ》健《けん》スタッフの悩《なや》みを解決《かいけつ》！／20の事《じ》例《れい》&《アンド》イラストでかかわり方《かた》がわかる

2020年3月25日発行　第1版第1刷
2023年7月30日発行　第1版第2刷

著　者　上谷《うえたに》 実《み》礼《れい》

発行者　長谷川 翔
発行所　株式会社メディカ出版
〒532-8588
大阪市淀川区宮原3－4－30
ニッセイ新大阪ビル16F
https://www.medica.co.jp/
編集担当　西岡和江
編集協力　加藤隆行／小川美津子
装　幀　市川 竜
イラスト　岡澤香寿美／彩
印刷・製本　株式会社NPCコーポレーション

ISBN978-4-8404-7219-7　　Printed and bound in Japan

当社出版物に関する各種お問い合わせ先（受付時間：平日9：00～17：00）
●編集内容については、編集局 06-6398-5048
●ご注文・不良品（乱丁・落丁）については、お客様センター 0120-276-115